青春期保健与疾病防治

主　编

孙学东

编著者

孙宏春　陈　洁　冷　晶

夏述旭　朱小松　孙玉琴

张　锋

金 盾 出 版 社

内容提要

本书分为上下两篇，上篇介绍青春期发育成长的规律及保健知识，包括青春期的启动、青春期的特征、青春期男孩女孩的生理和心理发育规律及保健措施。下篇介绍青春期常见疾病防治，包括青春期延迟、青春期矮身材、两性发育畸形、青春期情绪障碍、青春期行为障碍、言语障碍、青春期男孩女孩常见生理和病理性疾病的防治知识。本书内容丰富，科学实用，适合青春期青少年和从事相关工作者阅读，更是青少年家长的良师益友。

图书在版编目(CIP)数据

青春期保健与疾病防治/孙学东主编.—北京：金盾出版社，2016.1(2018.1重印)
ISBN 978-7-5186-0421-0

Ⅰ.①青… Ⅱ.①孙… Ⅲ.①青春期—保健—基本知识
Ⅳ.①R161.5

中国版本图书馆CIP数据核字(2015)第162474号

金盾出版社出版、总发行
北京市太平路5号(地铁万寿路站往南)
邮政编码:100036 电话:68214039 83219215
传真:68276683 网址:www.jdcbs.cn
封面印刷:双峰印刷装订有限公司
正文印刷:双峰印刷装订有限公司
装订:双峰印刷装订有限公司
各地新华书店经销
开本:850×1168 1/32 印张:9.25 字数:170千字
2018年1月第1版第2次印刷
印数:4001～7000册 定价:28.00元

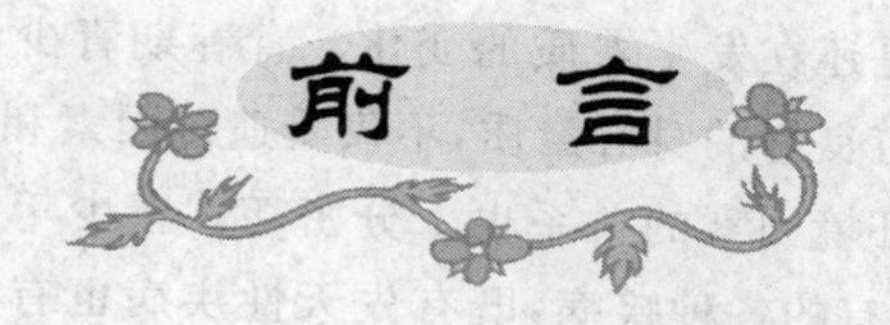

前言

“青春期”是儿童向成年人过渡的特殊时期，是人生中生长发育的最后阶段，也是决定人的一生体格、体质和智力水平的关键时期。处于青春期的青少年既在长身体，又在长知识，他们朝气蓬勃，积极向上，求知欲十分旺盛，充满着青春活力。然而在这一时期，由于身体形态、生理与内分泌、心理、智力等方面都经历着剧烈的变化，常常会出现较多的心理矛盾和冲突，产生较多的心理卫生问题。从心理发展上看，青春期的儿童青少年既具有童年期的一些痕迹，又具有成年期的一些萌芽，常表现为似成熟又不成熟。他们既要适应生理变化带来的各种复杂问题，又要适应社会环境变化带来的诸多心理不适应。因此，做好青春期保健工作是一项关系到青春期青少年健康成长的重要工作。

同时，青春期的儿童青少年身心状态将直接影响到成人期的健康状况。因此，为了提高全民族的身体素质，促进青少年健康成长，必须重视青春期保健。为了使广大青少年、家长、教师及全社会深入了解青春期青少年的内分泌改变、身心发育特点、合理营养及常见病防治等有关科学卫生知识，切实加强青春期青少年自我保健意识和能力，更有力地推动青春期保健工作广泛深入地开展，我们特此编写了《青春期保健与疾病防治》一书。

青春期是人体生长发育的突变期，形体和功能不仅是量的变化，更重要的是还在发生着质的变化。青春期青少年是否能健康成长，能否具有良好的身心素质，不仅受遗传因素和家庭教育的影响，与社会及环境因素的关系也十分密切。青少年青春期难免会产生青春期特有的各种疾病，既有先天性疾病也有发育中的缺陷与疾病，因此加强青春期疾病的防治是十分重要的。

关于青春期的概念及分期，学术界有下述观点。世界卫生组织（WHO）分为二期：青春前期（10～14岁）也称为生长发育突增期；青春后期（15～20岁）也称生长发育缓慢期。有的学者将青春期分为五期：青春前期（11～12岁）；青春早期（13～15岁）；青春中期（16～18岁）；青春晚期（19～23岁）；青春后期（24岁）。大多数学者主张分为三期：青春早期（10～15岁）、青春中期（16～18岁）、青春晚期（18～23岁）。笔者倾向于三期分类。其实，青春期的青少年生长发育是一个连续不断地循序渐进的生理过程。

青少年朋友们，请牢记习近平总书记2014年“六一国际儿童节”前夕，到北京市海淀区民族小学参加少先队主题队日活动时，对青少年、家长及全社会所作的语重心长的期望：让社会主义核心价值观的种子在儿童青少年心中生根发芽。习总书记着重指出，各方面要共同努力，家长要时时处处给孩子做榜样，用正确的行动、正确的思想、正确的方法教育引导孩子。要注意观察孩子的思想动态和行为变化，善于从点滴小事中教会孩子欣赏真善美、远离假丑恶。学校要把德育放在更加重要的位置。

青少年是国家的未来，民族的希望，社会的明天，只有广大青少年在社会、学校、家长的全方位关怀下健康茁壮的成长，才能实现中华民族伟大的复兴梦！

作者

上篇　青春期保健知识

下篇　青春期常见疾病防治

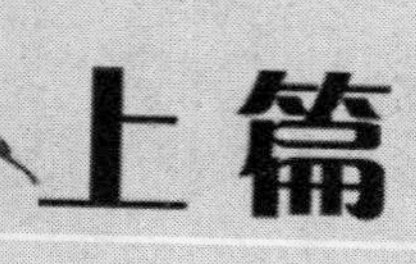

上篇

青春期保健知识

本篇重点介绍什么是青春期，青春期的启动，青春期身体发育的特点及如何做好青春期心理保健、饮食营养保键、生理保健、运动保健等知识。

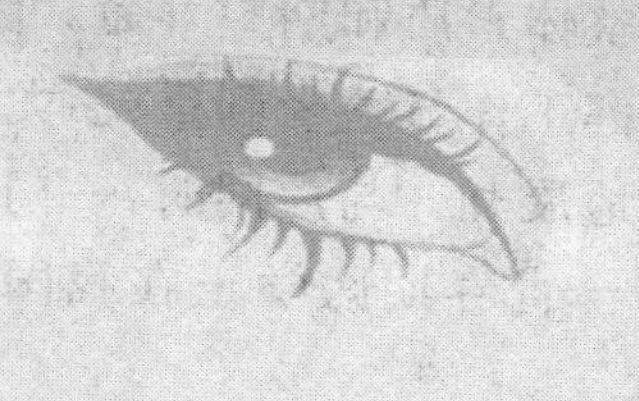

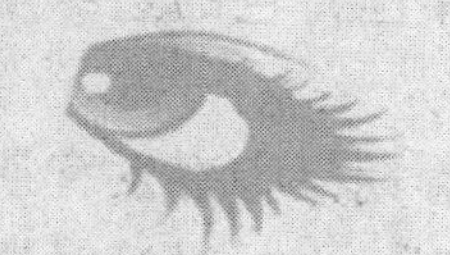

一、青春期的本质

（一）青春期的内涵及年龄段

儿童青少年占我国总人口的1/4～1/3，他们的成长健康与否直接影响着我国人口的整体素质和期望寿命。因此，近年来儿童和青少年的卫生保健工作日益受到重视，尤其对青春期的研究更加深入和广泛地展开。与此同时，一门新兴的具有中国特色的边缘学科——青春期医学正在我国迅速发展。

青春期是青春发育期的简称，又称“发身期”，它是由儿童发育到成人的过渡时期，是指从第二性征开始出现到性成熟及体格发育完成的一段时期。

青春期是人生中的特殊阶段，在起始年龄、成熟年龄、发育速度等方面都有较大的个体差异。

世界卫生组织（WHO）将青春期年龄范围定为10～20岁。分为两期，即青春期前期（10～14岁），为生长发育的突增期；青春期后期（15～20岁），为生长发育的缓慢期。

我国将青春期的年龄范围一般定为11～18岁。分为3期：即青春期早期，女孩从10岁开始，男孩从12岁开始，表现为生长突增；青春期中期，表现为男性女性的第二性征发育，分别出现首次遗精和月经初潮；青春期晚期，为生长发育缓慢期，此时性发育成熟，第二性征发育如成人，体格发育完全，骨骺趋向愈合，最后发育停止达到成人水平。每期持续2～4年。

女孩青春期发育开始年龄平均比男孩约早2年。

（二）青春期的主要特征

青春期是人生中生长发育的最后阶段，也是决定人一生的体格、体质和智力水平的关键时期。此时青少年的形态、生理、心理发育突飞猛进，其中最显著的是生殖系统的急剧变化。

在神经内分泌调节下，青春期发育表现在形态与功能等指标迅速发育，各系统、器官、组织体积增大，功能完善，与青春期发育有关的内分泌腺体加速增长，功能更加活跃。影响青春期发育的主要激素，如生长素、甲状腺素、性激素等分泌明显增加；生殖系统的发育加速，到青春期晚期发育达到成熟，具备生殖能力。第二性征发育完全，使男女两性形态出现明显的差别，心理社会发育迅速，产生剧烈的心理变化，容易出现各种心理卫生问题。因此，家庭、学校及全社会都要更多地关心青春期青少年的健康成长。

（三）青春期保健的重要意义

青春期青少年大多数正在上小学、中学，处于长身体、长知识的重要时期。他们朝气蓬勃，积极向上，求知欲旺盛，充满着青春活力。然而在这一时期，由于他们的身心在经历着各种剧烈变化，常常出现较多的心理矛盾和冲突，加之缺乏有关的生理卫生知识，使他们对于突如其来的身心急剧变化，在思想上准备不足，又缺少正确的引导，往往不能很好地适应，因而产生很多身体与心理卫生问题。尤其在性发育、性心理、性关系方面常会遇到许多困惑和问题。如果得不到科学的、及时的、恰当的、合理的辅导与解决，就可能导致一系列难以弥补的终生损伤，甚至造成终生遗憾，影响今后一生的生活、学习和工作，也会给家庭和社会带来负担。因此，青春期卫生保健既有现实意义又有深远意义，主要体现在以下几个方面。

1. 重要的特殊阶段　青春期是人体生长发育过程中一个重要的特殊阶段。处于这个特殊阶段的青少年经历着身心各方面的急剧变化，这种变化既有形态的，如身高、体重、胸围、肩宽、盆宽等；也有功能素质的，如肺活量、血压、脉搏、肌力、速度、耐力、灵活性、协调性等方面的明显变化；同时某些内分泌激素，如生长激素、甲状腺素、性激素等的急剧增加，并且生殖系统迅速发育，使得性功能、性心理发生了突出的变化，以至于行为、智力、创造力等社会心理发育也在迅速地改变。如果在这一特殊重要时期不能很好地进行卫生指导，加强卫生保健，很容易导致各种疾病，与进入成年人期的健康状况及疾病的发生密切相关。

2. 具有可塑性 青春期青少年具有极大的可塑性，有如塑像时的软泥阶段，如果在这个时期得到良好的培养、教育、卫生保健等，就能成长为身心健康者，否则就会畸形发展，甚至误入歧途，严重者会犯罪甚至自杀，成为社会和家庭的负担。据资料介绍，美国青少年问题的普遍性和严重性已引起全社会的关注，青少年犯罪率近十年来增加 30%，45% 的重罪入狱者年龄在 18 岁以下，而 50% 的强奸罪与青少年有关。在美国，12～17 岁的青少年中 70% 以上都有饮酒史，一半以上有吸烟史，近 1/3 用过大麻的高中学生中 95% 的学生有饮酒史，1/4 以上的人每日至少酗酒一次，醉酒后驾车死亡者占青少年死亡原因的首位（每年约有 2.5 万起）。年龄较大的青少年最普遍的死亡原因是凶杀和自杀，每年各有 5 000 多起。少女怀孕也相当普遍，13～19 岁怀孕的少女每年有 100 万人以上，其中 60 万人顺产，40 万人做人工流产。顺产者多数自己抚养孩子，形成一个“少女妈妈”群。约有 40% 的怀孕者在分娩以前正式结婚，但这种结合约有一半在不久之后就分居或离婚，接踵而来的是贫困、营养不足、缺少医疗和护理等问题。早孕给母亲、孩子都带来严重危害。

我国绝大多数青少年在党和政府的关怀下，经过社会、学校、家庭的共同努力，能够顺利地度过青春期。但是，随着市场经济的迅速发展，改革开放政策的实施，西方某些腐朽的生活方式也乘虚而入。青少年的社会问题在逐渐增多，其犯罪率有上升的趋势。我国青少年近年来犯罪的特点是：犯罪年龄提前；女性犯罪率增加；犯罪手段复杂化；团伙犯罪率增加；青少年嫖妓的现象也时有发生。所有这些问题对青少年的毒害很大，反映出青春期卫生保健的重要性和迫切性。

3. 防病保健的关键时期 青春期是人生的关键时期，有人比喻如同婴儿的断乳期，也有学者称为“心理断乳期”。如果在这个时期营养不良，生活环境不佳，或有疾病的干扰与威胁，会严重地影响青春期的生长发育，而错过最佳时机是很难弥补的，还可能导致各种疾病的发生。例如，美国10～19岁正处于青春期的青少年达4 000万以上，占美国人口总数的1/5，其中患有智力迟钝、情感混乱、耳聋、失明及其他慢性病者达12%左右。在他们所患疾病中，胃肠道疾病（肠炎、肝炎、溃疡等）占11%，神经系统疾病约占7%，心脏疾病（包括先天和后天）占6%，呼吸道疾病占6%（以哮喘病最为多见），内分泌-代谢障碍疾病占6%（主要是糖尿病和甲状腺疾病）。这些疾病给青春期的儿童青少年生长发育带来严重影响，而且往往可迁延终身。以上事实深刻地揭示了做好青春期卫生保健工作的重要性。

（四）内分泌系统对青春期发育的影响与作用

人体中有一些腺体或细胞能产生并分泌出一种或多种具有生物活性的化学物质，既可以促进人体的发育与成长，也可以帮助消化吸收与利用营养，维持身体健康与修复机体。若这些物质直接进入消化器官与组织产生作用的，这类物质被称为激素，产生激素的组织或器官被称为分泌腺体。具有独自排遣管道系统的腺体称为"外分泌腺体"，如肝脏等。若腺体所分泌的物质并不通过管道系统直接进入器官与组织，而是首先进入血液，循环于全身，然后再进入靶器官的组织与细胞，并对特定的靶组织内的靶细胞发挥作用，调节其生理功能，这种腺体被称为"内分泌腺体"，这种现象叫内分泌功能。具有内分泌功能的腺体或细胞谓之内分泌腺。人体的内分泌腺主要有脑下垂体、甲状腺、甲状旁腺、肾上腺、胰腺、性腺、胸腺及松果体等。

中枢神经系统与内分泌系统是紧密相连的，统称为神经内分泌系统。中枢神经系统的下丘脑在内分泌学中的地位日益受到重视，下丘脑与垂体有着极其密切的联系，下丘脑的损害可引起垂体及周围内分泌腺功能减退，电刺激下丘脑的某些部位有兴奋垂体及靶腺的功能。下丘脑的神经细胞有分泌生物活性物质的功能，称神经内分泌（图 1）。下丘脑所分泌的神经激素通过垂体门脉血管系统到达垂体前叶，控制并调节垂体前叶激素的分泌。垂体后叶激素实际上是由下丘脑的神经分泌细胞产生，经下丘脑-神经垂体束输送至垂体后叶。下丘脑有着广泛的神经联系，外周神经冲动、中枢神经活动皆可通过下丘脑影响到垂体内分泌功能，然后垂体分泌的各种激素又影响与支配下属的各种靶腺体，如肾上腺、甲状腺、性腺（男性为睾丸，女性为卵巢）。医学上将主要的内分泌系统归纳为三条“轴”，即下丘脑-垂体-肾上腺轴、

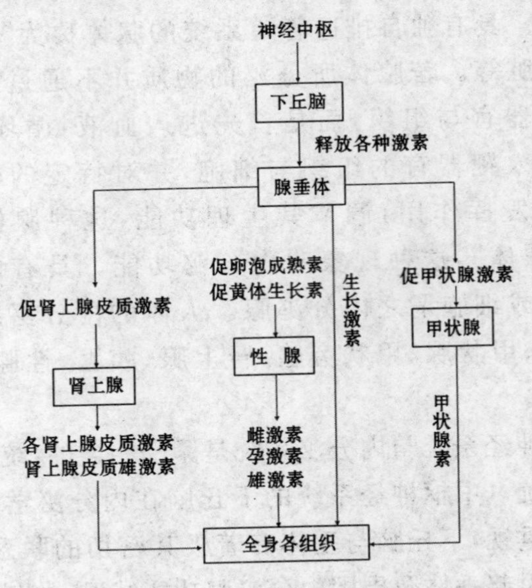

图 1 神经内分泌图解

下丘脑-垂体-甲状腺轴、下丘脑-垂体-性腺轴。这三条轴系对青少年时期都具有重要作用与影响，其中下丘脑-垂体-性腺轴的影响与作用更加突出。神经内分泌系统的相互关系见图1。

（五）青春期的性心理发育三阶段

1. 疏远异性阶段（初期） 这个时期的女孩对异性同学或邻居会变得彼此疏远起来。在高小和初中读书的男女青少年，这一点往往表现得很突出：男女界限分明，见面谁也不打招呼。这一普遍的现象有两种变异形式：一是厌恶同龄的异性，在学校里男女同学甚至互相指责攻击；二是喜欢接近年龄较大的异性，似乎是一种代偿。

2. 接近异性阶段（中期） 对异性怀有好感，甚至欣赏，愿意跟异性彼此接近。此时，男女青少年都倾向于在异性面前显示自己。女孩特别注意打扮，多少带些夸张地表现女性所特有的姿态和行为。男孩倾向于卖弄知识，显示自己的体力或运动技巧。有时，为了显得有“男子气”，不惜做些愚蠢可笑的事，如跟人打赌一口气吃十几根冰棍等。这一阶段由于过分的害羞，一般还未出现男女个别的频繁接触。

3. 爱慕异性阶段（末期） 一般来说，初恋从这时开始发生。但是在我国，大多数青年男女在中学阶段还没有胆量或不愿意公开向自己爱慕的异性表示爱情，这是值得重视的。

以上只是很笼统的概括，变异很多也很大。这说明性心理受着文化传统、教育状况、社会舆论、家庭背景、个体性格及流行的文艺作品等许多因素的影响，而不只是生物学因素单方面所决定的。

（六）青春期体质方面的典型特征

1. 判断男孩是否开始进入青春期的指标分析

(1)变声期：声音开始从童声变钝。

(2)排精液：阴茎开始增大是男孩子进入青春期的标志。男孩子在青春期可以排泄精液。男孩的第一次排精称为“初次精液”，一般是在睡梦中排出精液的，因此称为“遗精”。此现象是进入青春期的典型标志。

(3)生殖激素水平上升：可以测定尿中或血中生殖激素(配子生成素，即 FSH 及间质细胞刺激激素，LH)、雄激素(如睾酮等)。

(4)以形态发育为指标：即身高、体重是否达到了青春期的平均值。

(5)以骨龄为指标：可通过专项检查进行判断。

(6)以牙龄为指标：可通过口腔科医生检查判断。

2. 判断女孩是否开始进入青春期的指标分析

(1)月经初潮，只要出现月经初潮就是进入青春期的典型标志。

(2)乳房发育启动,可出现变色、乳头或乳房增大等。

(3)出现腋毛、阴毛发育等。

判断男孩女孩是否进入青春期时,最好是综合分析上述各项指标及相关因素,若只偏用某一项指标就不一定很准确。

(七)青春期在人生中的地位与作用

第一,青春期是人生发展道路上的关键时期,是生长发育的重要阶段,又是人格发育的成熟期。人格的成熟质量影响人的一生,如果迷失了方向则可能贻误一生。

第二,青春期是生长发育的第二个高峰期,又是学习负担最繁重的时期。它比以往任何时期所消耗的能量都要大。如果缺乏足够的营养,使生长发育受到阻碍,将会影响一生的体质与健康。

第三,青春期是感情最丰富、最富有朝气和创造性、精力最旺盛的时期。若有正确的引导,可以形成高尚的情操。否则,可能形成种种变态人格,影响以后正常的生活、学习和工作。

第四,青春期是生殖和性器官成熟与发展期。如果及时适度地接受科学的性教育,了解性科学的基本知识,恰当地控制性欲冲动,正确处理两性之间的关系,掌握性道德规范,则可以顺利地度过青春期。否则,就成为"性盲",容易被本能的性冲动所左右，或受外界各种异常性信息和性诱惑的影响而出现一些性困惑、性偏见和性过错行为。

二、青春期的启动

（一）神经内分泌系统对青春期启动的作用

少年时期下丘脑的功能受到抑制，因而下丘脑-垂体-性腺轴系处于不活跃状态。临近青春发育期时，中枢神经系统发育基本成熟，加上肾上腺皮质甾体激素的作用，下丘脑的抑制被解除。此时，下丘脑可分泌大量的促性腺激素释放激素（GnRH），作用于腺垂体，使腺垂体释放卵泡刺激素（FSH，在男性也称为配子生成素）和黄体生成素（LH，在男性也称为间质细胞刺激素）。

在男性，FSH 和 LH 作用于睾丸，促使睾丸分泌雄激素（主要是睾酮）。雄激素作用于性器官和身体的许多组织器官，随即触发了青春期，并且开始了第二性征发育和性成熟的过程。

在女性，FSH 和 LH 作用于卵巢，FSH 的作用是促进卵巢中始基卵泡逐渐发育，并合成与释放大量雌激素；LH 的作用是促使成熟卵子排出卵巢，并促进黄体的形成与分泌黄体激素。雌激素作用于身体各部位形成女性特征，尤其是乳腺对雌激素极敏感——促进乳腺管发育；黄体激素促进乳腺腺泡发育，使女孩子乳腺发育并逐渐成熟，体现出女性特有的曲线美。

（二）生长激素对青春期发育的影响与作用

青春期的青少年生长在突增，而生长的过程是各种激素、组织反应、营养和能量代谢等许多因素相互作用的结果。目前采用一些实验技术，如放射免疫测定法、细胞体外培养法等，可使我们更进一步地深入了解某些激素对青春期发育的影响及其作用。

生长激素(GH)由垂体前叶产生及分泌，是影响青春期生长的最主要激素之一。人类生长激素是含有 191 个氨基酸和 2 个双硫键的单链多肽。它不通过其他的内分泌腺（靶腺）而直接进入血液，对组织、器官发挥生理效应。生长激素的分泌受下丘脑分泌的生长激素释放因子(GRF)和生长激素释放抑制因子(GRIF)及某些神经递质的调节，并受到多种生理、病理或药物因素的影响。

1. 生长激素的生理作用 生长激素的生理作用较复杂，它能促进氨基酸和蛋白质的合成，促进糖原异生并使肝糖原增加，继而使游离脂肪酸增多。它的主要生理作用是促进生长。如果垂体分泌生长激素过少，在儿童期可出现垂体性侏儒症或称“矮小症”。如果生长激素分泌过多可引起“巨人症”，在成人期则可导致肢端肥大症。生长激素的生理作用可概括为以下几方面。

(1)对糖代谢的作用：①促进肝脏释放葡萄糖。在生长激素的作用下，肝脏产生葡萄糖增多，体内葡萄糖库扩大。切除垂体的动物或垂体前叶功能减退的患者，由于肝脏产生葡萄糖减少，所以对胰岛素特别敏感，容易发生低血糖反应。②致糖尿病作用。当体内生长激素分泌过度，或持久大量注射后，由于肝脏产糖增加，组织对葡萄糖的利用又有一定程度的抑制，以致血糖有升高的趋向，血糖升高刺激胰岛，而使胰岛分泌亢进，如这种刺激持续日久，使胰岛的功能衰竭，可能会导致糖尿病。

(2)对脂肪代谢的作用：①促进脂肪分解和氧化。在生长激素作用下，动物体内贮存的脂肪迅速地被动员到肝脏，使血浆中游离脂肪酸含量升高。如持续给予生长激素，动物体内脂肪贮存量明显减少，呼吸商明显降低，表明产热的原料主要由脂肪分解所提供。生长激素不但促进脂肪的动员，而且促进骨骼肌对游离脂肪酸的摄取，并且加强肌肉和肝脏对游离脂肪酸的氧化作用。②生酮作用。在生长激素作用下，脂肪酸大量被动员至肝脏，经过降解代谢，最后形成大量的酮体。③抑制脂肪合成。正常动物在进食高糖食物后，除供应机体能量需要及少量转变为糖原贮藏外，大部分以脂肪的形式贮存起来。注射生长激素后，机体脂肪合成作用受到抑制，如同时切除胰腺这种抑制作用就更加明显。生长激素一方面促使脂肪动员分解，同时又抑制脂肪合成，结果必然导致体内脂肪大量地被消耗，使脂肪占体重的比例大大降低。

（3）对蛋白质代谢的作用：这是生长激素影响物质代谢的一个重要方面。生长激素对蛋白质代谢的影响表现在：①促进蛋白质的合成，而不是抑制蛋白质的分解。②生长激素具有直接促进动物肝脏和离体膈肌合成蛋白质的作用。

（4）在生长激素作用下三大营养素代谢转变的相互联系：生长激素对糖、脂肪和蛋白质的作用都是互相配合、密切联系的，总的效果是动员各方面的能量和原料供应，促进组织中蛋白质合成，促进机体生长发育。

（5）其他作用：生长激素可促使某些癌瘤的生长，切除垂体对某些致癌物质可起到抑制作用。另外，生长激素具有刺激泌乳的作用，母牛泌乳不足时，注射生长激素可使之增多。临床上肢端肥大症患者亦常有溢乳现象。

2. 生长激素分泌特点 生长激素在儿童时期仅在睡眠时分泌，在睡眠中可释放1～3次，尤其当儿童熟睡后开始的60～90分钟内，所分泌的生长激素量占全天总分泌量的1/2～3/4，24小时的平均分泌量约91微克，分泌高峰持续时间约为110分钟。在青春期昼夜均分泌，24小时的平均分泌量剧增到690微克，分泌总时间约为260分钟，分泌量为儿童期的7～8倍。生长激素的分泌量是随着儿童青少年发育阶段的不同而变化的，以青春期分泌量为最高。

（三）生长介素对青春期的影响与作用

生长介素是在血浆中发现的一种肽类，受体内生长激素的控制，主要由肝脏产生。生长介素可促进核糖核酸（RNA）、脱氧核糖核酸（DNA）及蛋白质的合成，刺激软骨组织摄取硫酸盐，有利于软骨的生长。生长介素在血浆中的水平较稳定，且与年龄、身高及生长速率相关。

（四）甲状腺激素对青春期的影响与作用

甲状腺激素由甲状腺滤泡上皮细胞所分泌，主要为甲状腺素（T_4）和三碘甲状腺原氨酸（T_3）。甲状腺激素含有碘，甲状腺的滤泡上皮细胞有强大的吸聚碘化物的能力。甲状腺激素主要调节新陈代谢，促进生长发育，重点促进组织的分化和成熟，尤其对神经和性腺影响更大。它还对软骨骨化、牙齿的生长、面部外形、身体的比例等方面产生广泛的作用。如果儿童缺乏甲状腺激素，可患“呆小症”，又称克汀病。特点是身材矮小、四肢骨短粗、性器官发育不良、智力低下、面容愚笨。如果甲状腺激素分泌过多，可患甲状腺功能亢进，简称“甲亢”。它的特点是：可使中枢神经系统的兴奋性及感受性增高；影响自主神经系统时，可出现心慌、呼吸加快、出汗过多、怕热、食欲亢进、消瘦、情绪易于激动等。实验室检查，T_3、T_4 明显升高，尤以 T_3 升高更加明显。甲状腺激素的生理作用很广泛，影响到机体的生长发育、组织分化、物质代谢，并涉及多个系统、器官的功能。

1. 甲状腺激素对儿童青少年生长发育的作用

(1)甲状腺激素促进生长发育的作用，表现在对组织的发育、分化起促进作用。生长过程包括细胞体积增大和细胞数量增多，生长的最终结果使机体增大，并且组织形态分化。甲状腺激素促进机体形态分化的作用较之促进生长更为重要。它和生长激素在促进生长发育方面具有协同作用。

(2)甲状腺激素对骨骼的发育起重要作用，儿童期的呆小症或幼年型黏液水肿患者的骨化过程有显著的延迟。呆小症患儿骨髓的骨化中心出现较晚，鼻-眶轮廓的发育不成熟。甲状腺激素对软骨的骨化过程具有特殊的作用，甲状腺激素缺乏时，骨化中心发育不全，边缘不规则，分裂成碎块状。

(3)甲状腺激素与生长激素协同促进软骨的发育，使成骨细胞肥大，并增加骨骼对矿物质的吸收，加速骨骼的生长。如果生长激素缺乏，甲状腺激素也不能发挥作用。甲状腺激素分泌不足而引起的呆小症，除了生长发育的明显延迟外，智力发育显著低下，这是与生长激素缺乏而导致的侏儒症的根本区别。

(4)对中枢神经系统的作用。甲状腺激素对中枢神经系统的发育及功能的影响甚为重要。在胚胎发育期及出生后早期，甲状腺激素缺乏对脑组织的损害远较其他组织严重，甲状腺激素对大脑皮质的组织细胞发育成熟有特殊的作用。呆小症患儿智力发育迟缓愚笨，是由于甲状腺激素缺乏时，脑血管阻力增加，脑血流量减少，大脑中氧的供应不足，神经细胞所需要的各种营养物质供给减少而使其新陈代谢过程缓慢所致。

甲状腺激素分泌过多时，可出现甲状腺功能亢进简称为“甲亢”，甲亢可使大脑皮质的兴奋性增高，使病人易激动，交感神经兴奋性亦增强，表现为病人心悸、呼吸加快、多汗、畏热、多食、消瘦等。

2. 甲状腺激素对新陈代谢的影响

(1)甲状腺激素可调节新陈代谢。甲状腺功能减退时，新陈代谢降低，氧耗量减少。甲状腺功能亢进时，则新陈代谢及氧耗量升高。甲状腺激素可使细胞内氧化速率增加，热能产生增多。此激素有调节体温的作用，寒冷时促使甲状腺的分泌活动明显增强，炎热时又可使甲状腺的分泌活动减弱。

(2)甲状腺激素可促使肠道对葡萄糖的吸收。甲状腺功能亢进时，出现高血糖，葡萄糖耐量曲线增高及餐后尿糖。甲状腺功能减低时，出现黏液水肿，肠道对糖的吸收减慢，葡萄糖耐量曲线降低。

(3)甲状腺激素可促进胆固醇的合成，并能促进其降解和排泄。

碘是合成甲状腺激素所必需的物质。在青春发育期由于生长的突增，新陈代谢处于旺盛状态，常常会发生碘摄入不足，引起甲状腺激素合成减少，出现代偿性甲状腺肿大。这时只要增加碘的摄入量，多吃含碘的食物，青春期之后肿大的甲状腺就会自行消退，无须治疗。

（五）雄激素对青春期发育的影响

雄激素是指男性睾丸所产生并分泌的雄性激素的总称，其中以睾酮为主。雄激素对青少年的生长发育及性发育、性成熟等方面发挥着重要的作用。

1. 主要的生理功能　雄激素以睾酮为代表，包括双氢睾酮（DHT）、睾酮、雄烯二酮、脱氢表雄酮（DHA）等。其生理作用：①雄激素与生长激素相互协同促进青春期的生长突增。②睾酮具有很强的促进蛋白质合成作用，尤其是促进骨骼发育的加速。③雄激素可促使男性性器官（如睾丸、阴茎等）及第二性征（如性毛生长、喉结出现、变声等）的迅速发育，并产生遗精。④雄激素促进肌肉的发育，肌力增加，可使全身肌肉健壮有力，体格魁梧。⑤雄激素促进红细胞增加，男性与女性血红蛋白的含量不同，原因就在此。⑥对于女孩，雄激素不但可促进生长，而且促进外阴部发育，阴唇和阴蒂的发育及阴毛、腋毛的生长。⑦雄激素可影响男、女的性行为，并可调节促性腺激素的分泌，使其分泌量保持平衡状态。

2. 睾酮在男性发育中的独特作用 睾酮对男性的生理作用十分重要，可以说缺乏睾酮就会缺乏男性特征。睾酮能促进男性附性器官发育，包括附睾、输精管、精囊腺、前列腺、尿道球腺及阴茎、阴囊等的生长和分泌功能；促进男性第二性征的出现，如体型男性化、胡须、阴毛、腋毛、喉结及变声等；促进体内蛋白质的合成，使男子汉肌肉发达而粗壮；对中枢神经系统具有兴奋作用，表现为对异性的性行为和性欲望；促进精子的生成与成熟。男性在青春早期睾酮血浆含量即可达成人水平，促进精子生成。男孩子不同年龄血浆睾酮水平(nmol/L)见表1。

表1 男孩不同年龄段血浆睾酮水平

年龄(岁)	睾酮(nmol/L)
2～3	0.017～0.038
4～5	0.045～0.069
6～7	0.048～0.104
8～9	0.072～0.118
10～11	0.142～0.208
12～13	0.454～0.863
14～15	1.137～2.229

（六）女性激素对青春期发育的影响

女性激素是卵巢分泌并释放的激素，包括雌激素（雌二醇、雌酮、雌三醇）与孕激素（17-α-羟孕酮、20-α-羟孕酮）。

1. 雌激素的生理功能 ①促进女性性器官及第二性征的发育，促进脂肪的沉积，尤其是臀部和大腿部，使身体变得丰满。②促进子宫内膜的生长及月经周期的形成。③调节促性腺激素的分泌，使其分泌量保持动态平衡。④因雌激素没有明显的蛋白合成作用，它不促进生长却有抑制倾向，可促进骨骺的愈合使生长停止，所以性早熟女孩子成年后身材比较矮小，甚至成为“袖珍女子”。⑤促进乳腺管发育。

2. 孕激素的生理功能 ①孕激素可使子宫内膜呈现分泌期变化，形成月经周期性变化。②孕激素可减弱输卵管和子宫平滑肌的收缩活动，使卵子的运动减慢，有利于受精卵着床与健康顺利妊娠。③孕激素可刺激乳腺腺泡的发育，促进乳腺的增大，为泌乳做好准备。

（七）肾上腺皮质激素对青春期的影响

肾上腺皮质可产生并分泌 3 种激素：①盐皮质类固醇激素，主要调节水与电解质的代谢与平衡。②糖皮质类固醇激素，调节糖与蛋白质代谢与转化。③分泌少量雄激素是女性体内雄激素唯一来源，其活性只相当于睾酮的1/5，再加上分泌量少，故在一般情况下，它对男孩的作用被睾酮所掩盖，但它对女孩阴毛的生长，阴蒂及大小阴唇的发育，生长突增等均有显著的影响。因此，肾上腺皮质所产生及分泌的雄激素也是影响女孩青春期发育的主要激素。

（八）青春期启动与发育是内外因素综合作用的结果

人体的生长发育是一个极为复杂的生理过程。产生这个生理过程最基本的原因之一，是由于人体存在着一个完善的神经-内分泌系统，这个系统所发出的信息及分泌的各种激素起着信使的作用，调节着有关器官、组织细胞的生理功能。青春期前影响生长发育最重要的激素是生长激素（通过生长激素介质起作用）、甲状腺激素，并有胰岛素的参与。在青春期则是在上述激素作用的同时，加上性激素、肾上腺皮质所分泌雄激素相互协同作用下，使身体发生着剧烈的变化，从而使青少年经青春期过渡到成人期。

1. 下丘脑-垂体-性腺轴在青春期的内分泌变化　下丘脑-垂体-性腺系统在青春期迅速发育，并充分发挥其功能，这是青春期神经内分泌改变的主要部分。早在胚胎期下丘脑-垂体-性腺系统就已开始分化，并具备一定的功能。在新生儿期及婴幼儿期已经可以从血中测出垂体产生的促性腺激素——卵泡刺激素（FSH）和黄体生成素（LH）。在儿童期，男女两性中的促性腺激素水平无明显差异，含量都很低，这表明此时期下丘脑-垂体-性腺系统的活动水平很低（图 2）。

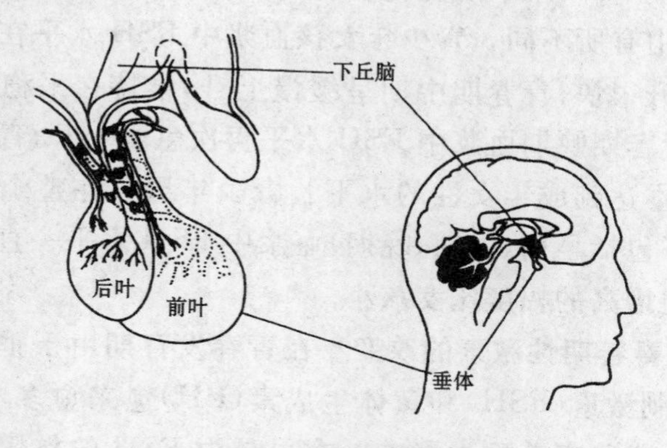

图 2　神经内分泌系统示意图

当青春期即将开始时，下丘脑分泌的促性腺激素释放激素（GnRH）逐渐增多，并呈脉冲式释放进入垂体前叶。同时垂体分泌促性腺激素的分泌细胞对 GnRH 的敏感性也相应增强。所以，当这些分泌细胞受到下丘脑 GnRH 的刺激时，就能产生及释放较多的卵泡刺激素（FSH）和黄体生成素（LH）。开始只是在夜间睡眠时血中 LH 水平有阵发性升高，但升高次数不多，升高幅度不大。

青春期开始以后，下丘脑分泌 GnRH 持续增加，刺激垂体使其分泌的 LH 也增多，并且血浆中 LH 水平阵发性增高的次数增多，升高的幅度也愈来愈大。随着 GnRH 含量持续增加，不仅夜间，白天血浆中 LH 水平也有阵发性升高，这种变化在男女两性中均相同。

血浆 FSH 水平的变化在青春期的不同发育阶段，在男女两性中有所不同。青少年女孩血浆中 FSH 水平在青春期早期上升很快；青春期中期呈缓慢上升，维持在平稳的较高水平；青春期晚期血浆中 FSH 水平再次急剧上升；青春期结束时基本达到成年女性的水平。青少年男孩在整个青春期过程中（包括早期、中期、晚期）血浆中 FSH 水平一直是缓慢增高，但增高的幅度比女孩小。

2. 青春期性激素的改变 在青春发育期由于垂体分泌的卵泡刺激素（FSH）和黄体生成素（LH）愈来愈多，对性腺的发育、成熟起着重大影响。在男孩中 FSH 的作用是促进睾丸曲细精管增生及精子的发育成熟；LH 的作用则是促进睾丸的间质细胞发育，间质细胞产生及分泌睾酮，它是重要的雄激素成分。血浆中睾酮水平随着血浆中 LH 水平的升高而增高，到青春期晚期基本达到成人水平。女孩在 FSH 的作用下，卵巢中的始基卵泡逐渐发育成熟，分泌出较多的雌激素（以雌二醇为主）及孕激素；LH 则促进性腺发育，排卵及卵巢黄体形成，分泌黄体酮。在青春期，女孩血浆中雌二醇及黄体酮水平逐渐升高，并呈现出成年女性月经周期时的变化。

3. 青春期肾上腺皮质功能的变化 青春期即将开始

时，在垂体分泌的促肾上腺皮质激素影响下，肾上腺皮质分泌的雄激素（去氢表雄酮及其硫化物、雄烷二酮）逐渐增多。这种雄激素的作用比睾酮弱得多，故对男孩青春期发育的作用不明显，但它对女孩阴毛、腋毛、皮脂腺等的发育及骨骼的生长，青春期的生长突增等方面有明显的促进作用，称这一段时期为肾上腺功能初现。肾上腺功能变化对女孩青春期发育是很重要的。

三、青春期体型发育的规律

青春期生长发育是反映青春期儿童青少年健康状况的重要内容，也是发现或探究各种影响青春期发育因素的基础和依据。因此，也成为青春期保健与疾病防治的重点范畴。

生长，是指细胞繁殖、增大和细胞间质的增加，表现为系统、器官、组织、身体各部分及全身的大小、长短和重量的增加。总之，生长是量增加的过程。发育，是指各系统、器官、组织功能不断完善，心理、智力和体力的发展。成熟是指个体发育在形态、生理、心理等方面全面达到成人水平，包括生长发育过程达到比较完备的阶段。例如，身高、体重方面已达到一定的水平，骨骺已经愈合，性发育已成熟，女孩月经来潮，男孩出现了遗精，具备生殖第二代的功能。生长和发育是相互依存，不可分割的，在生长中孕育着发育，在发育中包含着生长。

在青春期生长发育时期，新陈代谢旺盛，同化作用比异化作用占优势，这种优势是保证生长发育的基本条件。

男、女孩进入青春期后，在神经内分泌的调节下，身体迅速生长，出现了人体生长发育的第二个突增阶段，随着生殖系统的发育和第二性征的出现，男女身体形态发生了显著的变化，最后形成了真正的两性分化与成熟。

青春期生长突增的起止时间早晚、突增幅度和突增侧重的部位上都显示着明显的性别差异，也有个体差异性。突增开始的年龄：女孩为 9～11 岁，男孩为 11～13 岁，男孩一般比女孩晚 2 年。多数形态指标均值的发育曲线，随年龄增长而上升，经两次男女交叉后，男性高于女性的差别越来越大，最后形成成年男子身材较高、肩部较宽、肌肉发达；而成年女子则有身材较矮、骨盆较宽、体脂丰满的不同体态特点。

反映青春期形态发育特点和规律，一般常用人体测量的方法，通过人体长度、宽度、围度、重量等常用指标的改变加以说明。

（一）青春期身高增长规律

身高是反映人体长度的常用指标，它具有准确、稳定、测量简便等优点。身高生长突增的出现是男女孩进入青春期的信号。青春期男孩身高每年可增长 7～9 厘米，最多可达 10～12 厘米，整个青春期平均增长 28 厘米。青春期女孩身高每年可增长5～7厘米，最多可达9～10厘米，整个青春期平均增长25厘米。由于男孩青春期开始发育的年龄比女孩晚，骨骼停止生长的时间也相应晚，加之男孩突增幅度大，持续时间长，所以到成年时男性的平均身高一般比女性高10厘米左右。身高的突增高峰，男孩为13～15岁，女孩为11～13岁。突增高峰的年龄通常作为一项指标来研究青春期发育各种征象的发育顺序（图3）。

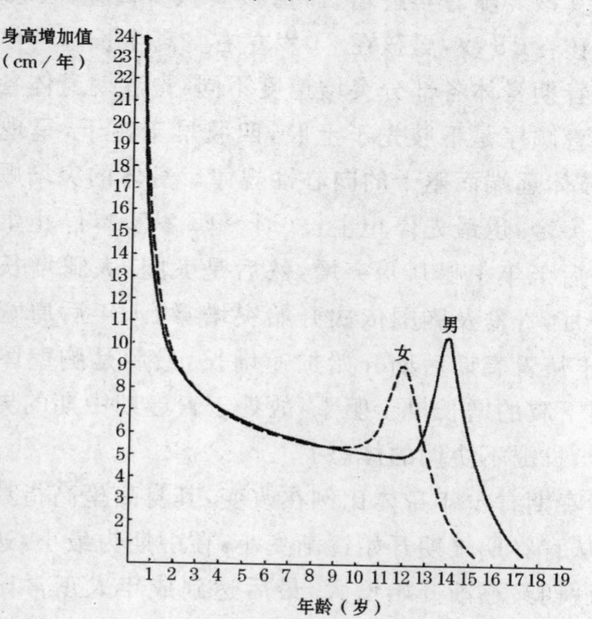

图3　男女青春期身高增长一般规律

由于生长突增开始的年龄女孩比男孩早，所以从身高的突增时间曲线看，女孩在9～10岁平均身高超过同龄男孩，出现第一次交叉，表明女孩青春期发育的开始。女孩在生长突增高峰过后，生长速度明显减慢，而这时男孩的生长突增正在进行着，在13～15岁阶段出现第二次交叉现象，标志着男孩青春期发育的高峰。交叉后男孩的平均身高又超过了同龄的女孩。随着年龄增长，男孩女孩身高差距继续加大，一般女孩在18岁，男孩在21岁左右身高生长基本停止。

青春期身体各部分突增速度不同，青春期身体各部位的形态发育顺序是下肢先于上肢，四肢早于躯干，呈现自下而上，自肢体远端而躯干的向心性规律。身体的突增顺序是足部最先突增，也最先停止生长（14～15岁基本停止生长），足部突增后半年小腿开始突增，然后是大腿，大腿增长达高峰后6个月，骨盆及胸围依次开始突增，约1年后肩宽开始突增，躯干从青春期后期开始加速增长，最后是胸壁厚度的突增。因下肢的增长早于躯干，故处于青春期中期的男女孩出现长臂、长腿不协调的体态。

青春期青少年身体比例在改变，其身高坐高指数（坐高/身高）从青春期早期开始逐渐变小，在中期为最小，达到最低点，到后期又逐渐开始增大，最后达到成年人正常比例。因此该指数的均值曲线呈“V”字形。上肢的突增顺序首先是手，然后是前臂，最后是上臂。手的骨骺愈合顺序首先是指骨末端，指骨中端，指骨近端，然后是掌骨，最后是尺、桡骨。

这也体现了由远及近的发育规律。了解掌握以上特点，对提供青春期的健康指导具有现实意义。只要青少年的脚日益长大，所穿鞋号明显增加，即发出信号，青春期生长突增已开始，应及早提供足够的高蛋白质、高热能饮食，以满足青春期机体发育对营养的需求。

在青春发育期，由于生长突增起止时间的早晚不一样，即使是同年龄、同性别的儿童青少年形态发育类型也不一样。一般可分为早熟、平均和晚熟3种成熟类型。早熟儿童的特点是身高开始突增的时间早，但突增持续时间短，因而身材开始较高，但最终身高较矮，多见于骨盆较宽、肩较窄，脂肪丰满的女性，属矮胖型。晚熟儿童的特点是身高开始突增的时间较晚，但突增持续时间较长，因而最终身材较高，多见于肩较宽、骨盆较窄的男性，属瘦长型。平均型是男女孩的发育在开始年龄、结束年龄、发育速度及程度上介于同性别同年龄早熟型与晚熟型之间。若以生长突增高峰出现年龄比较，早熟男孩出现突增高峰年龄为12.5岁，而晚熟男孩则可迟至16岁。如果以骨龄(BA)与时间年龄(CA)的差异区分，早熟型儿童通常表现为BA＞CA，平均型为BA＝CA，晚熟型儿童则是BA＜CA。

(二)青春期体重增加规律

体重是反映组成人体各个部分总重量的指标。由于它容易受营养、疾病等内外因素的影响，体重的稳定性较身高差。它的变化规律与身高相似，但突增高峰的出现不如身高显著，增加时间较长，波动幅度较大。主要反应在骨骼、肌肉、脂肪组织和内脏器官在量上的变化，所以即使在青春期后仍可继续增加。体重表示身体的总重量，包括骨骼、肌肉、脂肪、内脏器官等。女孩随年龄的增长，脂肪一直在增加，青春期出现脂肪积累高峰，成熟时是男孩的 2 倍。男孩随年龄的增长，肌肉一直在发育，到 30 岁时达到高峰，成熟时是女孩的 1.5 倍(图 4)。

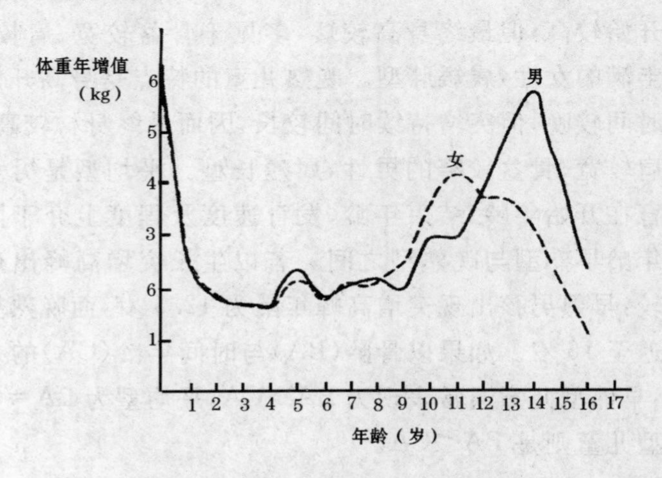

图 4　男女青春期体重增加的一般规律

（三）青春期瘦体重与体脂肪发育规律

瘦体重又称去脂体重，包括全身的骨骼、肌肉和各种内脏器官及神经、血管等，又称为代谢活泼组织。体脂肪通常指全身所有的脂肪组织，但大部分储存在皮下组织里，又称为代谢不活泼组织。二者之和构成人体的体重。

青春发育期男女儿童的瘦体重及体脂肪都在增加，但各种成分增加的比例有显著的性别差异。因雄激素能明显促进肌肉的发育及骨骼的增长，所以男孩瘦体重不但增加时间较女孩长，而且增加更迅速，20 岁时接近最高值。女孩瘦体重的增加相对较缓慢，18 岁以后增加趋于停止。15 岁时女孩瘦体重平均达男孩的 81%，但到 20 岁时已下降为同年龄男孩的 68%左右。

青春期早期男女孩的脂肪含量都有增加，女孩的体脂肪在整个青春期都在持续增加，尤以青春期后期更加明显，因为雌激素有促进脂肪沉积的作用。男孩则不然，进入青春期后，体脂肪常出现负增加（即体脂总量减少），直到青春期晚期才有体脂肪的增加。

由以上可知，女孩身体脂肪含量高是正常的生理现象，女孩过分担心自己患了“肥胖症”是没有必要的。有些 16～17 岁的女孩，不懂得这些生理变化，缺乏必要的卫生知识，错误地认为越瘦越好，唯恐自己发胖而极力限食，导致由病态心理引起的生理功能失调，甚至出现神经性厌食等现象，严重影响青春期正常的发育，应引起有关部门的重视。男女孩由于瘦体重与体脂肪含量不同，而出现男孩肌肉发达，肩部较宽，胸围较大的健壮体型；女孩则形成体脂含量高，骨盆较宽，肩部较窄的丰满体型。

（四）青春期身体围度和宽度发育规律

胸围、臂围、腿围、肩宽、盆宽等形态发育指标，也都有各自的突增阶段，并存在着明显的性别差异：男孩肩宽的突增幅度大，女孩盆宽的突增较男孩明显；胸围的变化和肩宽类似；臂围与腿围的突增男孩较女孩幅度大，而且青春期后这些差别随着年龄增长，越来越显著——最终男性形成了肩部宽、骨盆窄、胸围大、肌肉发达的男性体态。女性则形成了骨盆较宽、肩部较窄、胸围较小、体脂丰满的女性体态。青春期儿童青少年身体围度和宽度的改变，充分反映了男女不同的体态特点。

当今社会上常用“三围”来看女孩子长得漂亮与否，那就是指的胸围、腰围、臀围3个围度是否适中。

四、青春期身体功能发育的规律

青春期在形态发育的同时，相应的各种生理功能也发生了明显的变化。但是，青春期的功能发育较之形态发育有以下不同点：其一是功能发育的各项指标男女性别没有交叉现象，男性各项功能指标始终高于女性，只不过青春期前差别小，进入青春期后这种差别随着年龄增大而愈加显著。其二是功能发育的各项指标较之形态发育的各项指标相对滞后，即是形态指标先发育，而功能指标后发育，形态指标在前，功能指标在后。一般来说，肌力发育比身高的发育落后大约14个月。

（一）心肺功能发育规律

反映心肺功能的常用指标有心率、脉搏、血压、呼吸频率、肺活量、呼吸差等。心率、脉搏、呼吸频率的均值曲线随年龄增长而下降。血压则相反，无论收缩压、舒张压，还是脉压均随年龄的增长而增高。肺活量与呼吸差除随年龄增长而增加外，还存在着明显的性别差异。在整个生长期中，男孩始终超过女孩，并且在进入青春期后这种差别愈加明显。13岁时女孩肺活量约为同龄男孩的92%；18岁以后女孩肺活量只有同龄男孩的70%左右。青春期男女肺活量增长的规律见图5。

最大耗氧量也是反映心肺功能较常用的指标。最大耗氧量是指机体在极量运动状态中，利用和消耗氧气的数量。它直接受心血管系统（特别是心脏的泵血功能），参加活动的

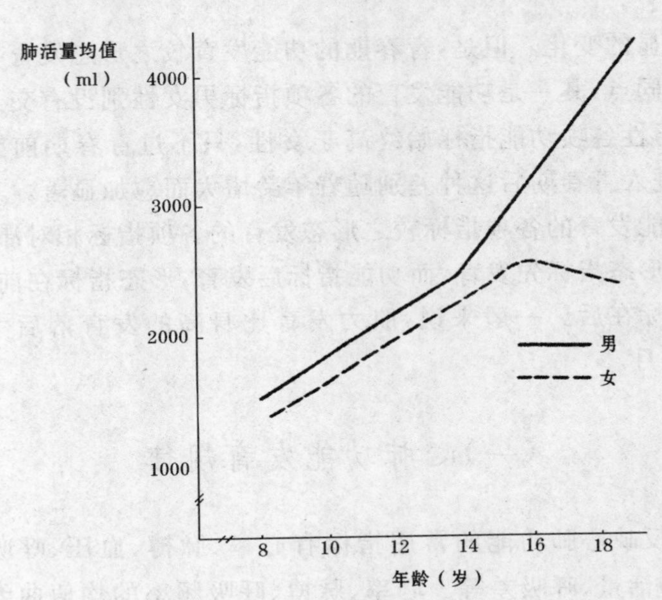

图 5　男女青春期肺活量增长的规律

肌组织吸收和利用氧的能力及肺的通气功能等因素的影响。

由于最大耗氧量反映机体为适应剧烈运动而能动员呼吸和循环系统的最大功能水平，它是通过有氧代谢能力来评价心血管功能水平的一种最有效指标，具有动态性、多功能性的特点，因而它的应用受到国内外许多学者的重视。目前，最大耗氧量已被广泛用于青少年体质综合评价，运动员选拔及观察训练效果，临床上可用于评定心功能及治疗效果的对比等方面。

最大耗氧量的测量方法可分为两大类：第一类是直接法，第二类是间接法。在直接测定法中又可分为运动场上测量法和实验室测量法。前者可利用让受试者以最快速度跑400米或800米后测量其吸氧量而获得。这种测量方法因受环境、条件等限制未能得到广泛的应用。目前主要采用的是在实验室测量的方法。常采用不同的负荷量（极量负荷、亚极量负荷）和不同的负荷方式（自行车测功计、活动平板机、台阶试验、原地跑等）进行。利用自行车测功计、活动平板机或原地跑进行极量负荷所取得的数值称最大摄氧量的直接测量法。利用以上负荷方法进行亚极量负荷后，根据其吸氧量、心率等数值推算或预测其最大耗氧量的方法称为间接测量法。一般认为，青少年、运动员、健康人尽量用直接测量法。老年人、心肺病人或其他条件限制者，则可采用间接测量法。间接测量法的误差大于直接测量法。

直接测量法测定最大耗氧量标准：继续运动后，两次吸氧量的差别在5%以下或每分钟150毫升以下，或每分钟2毫升/（千克体重耗氧2毫升）以下；呼吸商＞1.10（成人）或呼吸商＞1.00（儿童），心率＞180次/分；受试者已精疲力竭，不能继续保持原先的速度；再继续运动，吸氧量等数值出现下降情况作为综合判断标准。这种测量必须由专业人员进行。

青春期前最大耗氧量无明显性别差异，青春期开始后，男女孩最大耗氧量的均值都随年龄增长而增大，男孩的增高幅度更明显，呈显著的性别差异。男孩的最大耗氧量最高值在13～16岁，女孩的最高值在12岁。女孩最大耗氧量只有同龄男孩的70%左右。青春期过后，随着年龄的增长，最大耗氧量男孩以每年2%、女孩以每年2.5%的速率下降。青春期男女最大耗氧量的比较见图6。

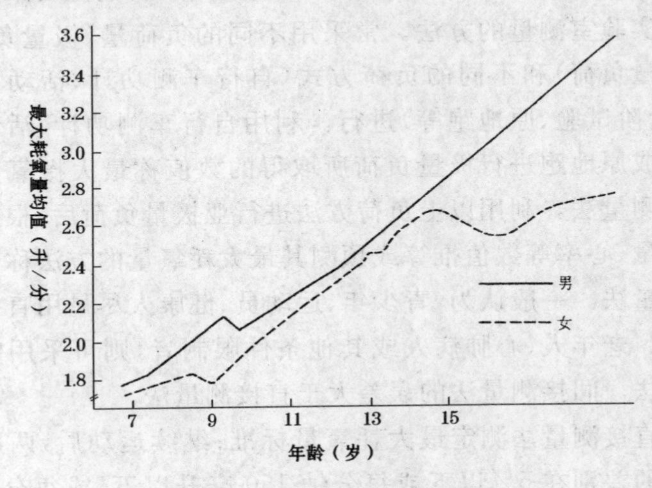

图6　男女青春期最大耗氧量比较

（二）造血功能发育规律

青春期后期血红蛋白和红细胞总数，男孩有明显的增加，女孩变化不大。其原因：一是雄激素具有明显地刺激红细胞增生的作用。二是女孩月经来潮时的失血所致，而其造血功能尚不健全。三是女孩在青春期体脂肪积累加快，体型丰满，女孩错误地认为自己肥胖，为了追求体型美而尽力节食，严重者可能会发生神经性厌食，导致女孩严重营养不良而发生营养性贫血。因此，青春期女孩应注意补充铁及蛋白质等与造血有关的营养素，如多吃动物肝脏、瘦肉、各种绿色蔬菜水果等，以避免及减少贫血的发生。应加强对青春期女孩生理卫生知识的健康教育，提高她们自我保健的意识，采取有效措施预防青春期贫血。

男女孩白细胞计数无明显差异，大多为 $4.0 \sim 10.0 \times 10^9$/升。白细胞分类中，嗜中性粒细胞随年龄增长而增加，淋巴细胞随年龄增长而减少，符合青春期发育过程中淋巴系统渐趋退化的规律。

（三）运动功能发育规律

1. 运动能力　运动能力的表示一般以肌力（包括握力、背肌力、肌耐力等）为代表。青春期男孩女孩都有一个肌力明显突增的阶段。突增开始的年龄：女孩是 10～11 岁，男孩是 12～13 岁。突增幅度男孩明显高于女孩。握力的性别差异与肺活量相似。9 岁时女孩约为同龄男孩的 88%，13 岁时约为 82%，18 岁时约为 64%。背肌力的男女差别更为显著，9 岁时女孩约为同龄男孩的 81%，13 岁时降为 78%，18 岁时只有男孩的 58%。尿中肌酐含量也可间接作为运动能力测定的指标，10～13 岁时男女尿中肌酐含量无明显差异，24 小时尿中肌酐均值约为 0.75 克，17～20 岁时男性 24 小时均值达 1.85 克，而女性 24 小时均值只有 1.15 克。以上运动能力各项指标反映出在青春期各年龄阶段，男孩各项均值都大于女孩，并伴随年龄增长差距加大，最后形成了成年男女之间运动能力的显著差别。因此，应根据这一生理特点，在制定体育锻炼计划和安排劳动时对男女学生有所区别，不能强求一致。另一方面也应鼓励女学生在青春期积极参加体育锻炼。

2. 身体素质发育 身体素质是指人体在运动中所表现出来的功能能力。反映身体素质的指标有：速度、耐力、力量、灵敏度、柔韧性和协调性等。身体素质的发展有其生理功能基础，又与运动能力密切相关。

(1)青春期身体素质发育特点：男孩的素质发育分 3 个阶段，第一阶段 7～15 岁，为快速增长阶段，15 岁时各项素质增长量均达总增长量 80%以上；第二阶段 16～20 岁，进入缓慢增长阶段；第三阶段 21～25 岁，是一生中素质发育高峰期，而且发展平稳。女孩素质发育分 4 个阶段，第一阶段 7～12 岁，为快速增长阶段，12 岁时多数素质增长量达总增长量的 90%左右；第二阶段 13～16 岁，有相当一部分女孩素质发展呈停滞状态，少数女孩甚至下降；第三阶段 17～20 岁，又进入缓慢增长阶段；第四阶段 21～25 岁，素质发育趋向稳定。根据素质发育的阶段性，在男女孩的身体素质快速增长期，应抓紧时机积极锻炼，在同样的条件下可收到更显著的效果。例如，对9～10岁女孩加强游泳锻炼，其肌肉力量在一年内就可接近一般女孩13～14岁肌肉力量的水平。在小学1～2年级儿童中进行跳跃运动的锻炼，其弹跳力在4个月内就可获得5～6年级学生18个月的增长量。因此，抓紧快速增长期打好基础，对增强体质，促进儿童青少年身体素质的全面发展有重要意义。女孩13～16岁出现素质发育停滞下降现象，可能与性发育、性成熟有直接关系。随着第二性征的出现和月经初潮的到来，身体形态、生理功能和内分泌迅速变化，需要有一定的时间进行调整。并且由于乳房、阴毛、腋毛等性征的出现，女孩会产生一些心理卫生问题，此时多数女孩爱静不爱动，活动量普遍减少。

在对青春期健康教育的同时，合理安排体育锻炼，男女分组，克服不利的心理因素，提高他们参加锻炼的积极性和自觉性，会逐渐改变这种下降趋势。

(2)身体素质发育有一定顺序：由于各项素质增长的速度有快有慢，出现高峰的时间(敏感期)有早有晚，因此在增长顺序上也有先有后。男孩一般先是速度、速度耐力、腰腹肌力量的增长，其次是下肢爆发力；比较缓慢的、增长最晚的是臂肌静止耐力。女孩12岁前与男孩相同，12岁后腰腹肌力量和臂肌静止耐力显著落后，甚至出现增长停滞或下降。原因是青春期女孩肌肉力量的增长相对落后于体脂肪的增加，肌肉力量增加慢，因此以上两项素质指标发展较慢。青春期女孩应多做垫上运动、高低杠、体操等锻炼，重点训练腹肌和臂肌。对低年级儿童，在全面发展的前提下，优先发展速度、灵敏度和弹跳力，其次是各种耐力。最后为腰腹肌和臂肌，这样对不同年龄段儿童的素质优势将得以充分发挥。

(3)素质发育有男女差异：男女素质发育有一定差异，12岁之前性别差异不明显，12岁以后有显著的性别差异，年龄愈大这种性别差异愈加明显。18岁时女孩的臂肌静止耐力只有男孩的1/3，腰腹肌力量是男孩的2/3，下肢爆发力是男孩的3/4，速度和速度耐力相当于男孩的4/5，这是由于女孩的肌肉发育落后于男孩，肺功能较低。另外，女孩躯干相对较长，下肢相对短，骨盆宽，重心较低。并且女孩体脂肪量较多，降低了速度和爆发力，动作的灵活性、协调性较差。根据这一特点，在体育锻炼的内容选择上必须男女区别对待。

(四)青春期神经心理发育的规律

在青少年成长过程中，神经心理的正常发育与体格生长发育具有同等重要的意义。神经心理发育包括感知、运动、语言、情感、思维、判断和意志性格等方面，以神经系统的发育和成熟为物质基础。与体格生长发育一样，神经心理发育的异常可能是某些系统疾病的早期表现，神经系统包括中枢神经和周围神经系统，在人的一生中，具有发育早且稳定的特征。所以只要早期发育正常，在无外因影响下，进入儿童青少年时期就会更加稳定与健康发展。因此，了解儿童青少年神经心理发育规律，对相关疾病的早期诊断与治疗很有帮助。

1. 神经系统的发育　在胎儿期，神经系统的发育领先于其他各系统，新生儿脑重已达成人脑重的25%左右，此时神经细胞数目已与成人相同，但其树突与轴突少而短。出生后脑重的增加主要由于神经细胞体积增大和树突的增多、加长，以及神经髓鞘的形成和发育。神经髓鞘的形成和发育约在4岁完成，在此之前，尤其在婴儿期，各种刺激引起的神经冲动传导缓慢，且易于泛化；不易形成兴奋灶，易疲劳而进入睡眠状态。

脊髓随年龄而增长。在胎儿期，脊髓下端在第二腰椎下缘，4岁时上移至第一腰椎，在进行腰椎穿刺时应注意。婴儿肌腱反射较弱，腹壁反射和提睾反射也不易引出，到1岁时才稳定。3～4个月前的婴儿肌张力较高。

2. 感知的发育

(1)视感知发育：新生儿已有视觉感应功能，瞳孔有对光反应，在安静清醒状态下可短暂注视物体，但只能看清15～20厘米内的事物。2岁时可区别垂直线与横线；5岁时已可区别各种颜色；6岁时视深度已充分发育。

(2)听感知发育：出生时鼓室无空气，听力差。1岁时可寻找不同响度的声源；4岁时听觉发育已经完善。听感知发育和儿童的语言发育直接相关，听力障碍如果不能在语言发育的关键期内或之前得到确诊和干预，则可因聋致哑。提示父母要注意孩子听力的发育。

(3)味觉和嗅觉发育

①味觉。出生时味觉发育已很完善；4～5个月甚至对食物轻微的味道改变已很敏感，为味觉发育关键期，此期应适时给予各类食物。

②嗅觉。出生时嗅觉中枢与神经末梢已发育成熟；3～4个月时能区别愉快与不愉快的气味；7～8个月开始对芳香气味有反应。

(4)皮肤感觉的发育：皮肤感觉包括触觉、痛觉、温度觉及深感觉等。触觉是引起某些反射的基础。新生儿眼、口周、手掌、足底等部位的触觉已很灵敏，而前臂、大腿、躯干的触觉则较迟钝。新生儿已有痛觉，但较迟钝；第二个月起才逐渐改善。出生时温度觉就很灵敏。

3. 运动功能的发育　运动发育可分为大运动(包括平衡)和精细运动两大类。

(1)大运动：发育是缓慢的渐进式的发育过程，主要表现在平衡上。

(2)精细运动：在大运动发育基础上，逐渐发展精细动作，如早期手握到手指抓物。

4. 语言的发育　语言的发育要经过发音、理解和表达3个阶段。3岁时几乎能指认许多物品名，并说有2～3个字组成的短句；4岁时能讲述简单的故事情节。

5. 心理活动的发展

(1)早期的社会行为:2岁时不再认生,易与父母分开;3岁后可与小朋友做游戏。

(2)注意力的发展:婴儿期以无意识注意为主,随着年龄的增长逐渐出现有意识注意。5~6岁后儿童能较好控制自己的注意力。

(3)记忆的发展:记忆是将所学得的信息贮存和"读出"的神经活动过程,可分为感觉、短暂记忆和长久记忆3个不同的系统。长久记忆又分为再认和重现两种:再认是以前感知的事物在眼前重现时能被认识;重现是以前感知的事物虽不在眼前重现,但可在脑中重现。幼年儿童只按事物的表面特性记忆信息,以机械记忆为主。随着年龄的增加和理解、语言思维能力的加强,逻辑记忆逐渐发展。

(4)思维的发展:1岁以后的儿童开始产生思维,在3岁以前只有最初级的形象思维;3岁以后开始有初步抽象思维;6~11岁以后儿童逐渐学会综合分析、分类比较等抽象思维方法,具有进一步独立思考的能力。

(5)想象的发展:1~2岁儿童仅有想象的萌芽。学龄前期儿童仍以无意想象为主,有意想象和创造性想象到学龄期才迅速发展。

(6)情绪、情感的发展:婴幼儿情绪表现特点是时间短暂、反应强烈、容易变化、外显而真实。随着年龄的增长,儿童对不愉快因素的耐受性逐渐增加,能够有意识地控制自己,使情绪逐渐趋向稳定。

(7)个性和性格的发展:学龄期开始正规学习生活,重视自己勤奋学习的成就,如不能发现自己学习潜力将会产生自卑心理。青春期体格生长和性发育开始成熟,社交增多,心理适应能力增强但容易波动,在感情问题、伙伴问题、职业选择、道德评价和人生观等问题上处理不当时易发生性格变化。性格一旦形成即相对稳定,所以家长一定要注意青少年良好性格的培养。心理学家说,良好的性格与品质是培养的,而不良的性格是模仿的。这提示,在青春期家长、学校、社会都需高度重视青少年优秀品质的培养工作。

五、青春期保健常识

(一)掌握青春期的生长发育规律

人的生长发育是指从受精卵到成人的成熟过程。生长和发育是儿童不同于成人的重要特点。生长是指儿童身体各器官、系统的长大,可有相应的测量值来表示其量的变化。发育是指细胞、组织、器官的分化与功能成熟。生长和发育两者紧密相关,发育是生长的物质基础,生长量的变化可在一定程度上反映身体器官、系统的发育与成熟状况。

生长发育,不论在总的速度上或各器官、系统的发育顺序，都遵循一定规律。认识这种规律性有助于家长、老师对儿童青少年生长发育状况的正确评价与指导。

1. 生长发育是连续的、有阶段性的过程 生长发育在整个青春期不断进行，但各年龄阶段生长发育有一定的特点，不同年龄阶段生长速度不同。例如，体重和身高在生后第一年，尤其前3个月增长很快，第一年为生后的第一个生长高峰；第二年以后生长速度逐渐减慢，至青春期生长速度又加快，出现第二个生长高峰。

2. 各系统器官生长发育不平衡 人体各器官系统的发育顺序遵循一定规律。例如，神经系统发育较早，脑组织在生后两年内发育较快；淋巴系统在儿童期迅速生长，于青春期前达高峰，以后逐渐下降；生殖系统发育较晚；其他系统如心、肝、肾、肌肉的发育基本与体格生长相平行。这种各组织、器官及系统发育速度的差异与其在不同年龄阶段的生理功能有关。

3. 生长发育的一般规律 生长发育遵循由上到下、由近到远、由粗到细、由低级到高级、由简单到复杂的规律。例如，出生后运动发育的规律是：先抬头，后抬胸，再会坐、立、行（从上到下）；从臂到手，从腿到脚的活动（近到远）；从全掌抓握到手指拾取（从粗到细）；先画直线后画圈、图形（从简单到复杂）；先会看、听、感觉事物，认识事物，发展到有记忆、思维、分析、判断（从低级到高级）。

4. 生长发育的个体差异 青春期生长发育虽按一定总

规律发展，但在一定程度上受遗传、环境因素的影响，存在着相当大的个体差异，每个人生长的“轨迹”不会完全相同。因此，青春期的生长发育水平有一定的正常范围，所谓的正常值不是绝对的，评估时必须考虑个体的不同影响因素，才能做出正确的判断。

（二）体格生长发育的常用指标

体格生长发育应选择易于测量、有较大人群代表性的指标来指示。一般常用的形态指标有体重、身高（长）、坐高（顶臀长）、头围、胸围、上臂围、皮下脂肪等。

1. 体重的增加　体重为各器官、系统、体液的总重量，其中骨骼、肌肉、内脏、体脂、体液为主要成分。因体脂与体液变化较大，体重在体格生长指标中最易波动。体重易于准确测量，是最易获得的反映青春期生长发育与营养状况的指标。儿科按体重计算药量、静脉输液量最合理。

新生儿出生体重与胎次、胎龄、性别及孕妇营养状况有关。我国 1995 年 9 市城区调查结果显示，新生儿平均出生体重为：男婴 3.3±0.4 千克，女婴为 3.2±0.4 千克，与世界卫生组织的参考值相近（男 3.3 千克，女 3.2 千克）。出生后体重增加应为胎儿宫内体重生长的延续。出生后一周内如摄入不足，加之水分丢失、胎粪排出，可出现暂时性体重下降或称生理性体重下降，在生后 3～4 日达最低点，下降 3%～

9%，以后逐渐回升，至出生后第 7～10 日，应恢复到出生时的体重。

如果体重下降超过 10%或至第 10 天还未恢复到出生时的体重，则为病理状态，应分析其原因。如生后及时合理喂哺（最好是母乳喂养），可减轻或避免生理性体重下降的发生。出生时体重受宫内因素的影响大，出生后与营养、疾病等因素密切相关。

随年龄的增长，儿童体重的增加逐渐减慢。我国 1975 年、1985 年、1995 年调查资料显示，正常足月婴儿生后第一个月体重增加可达 1～1.5 千克，生后 3 个月体重约等于出生时体重的 2 倍；第一年内婴儿前 3 个月体重的增加值约等于后 9 个月内体重的增加值，即 12 个月龄时婴儿体重约为出生时的 3 倍（9 千克），是生后体重增加最快的时期，系第一个生长高峰；生后第二年体重增加 2.5～3.5 千克，2 岁时体重约为出生时的 4 倍（12 千克）；2 岁至青春前期体重增加减慢，年增加值约 2 千克。

儿童体重的增加为非等速的增加，进行评估时应以个体儿童自己体重增加的变化为依据，不可用“公式”计算来评估，也不宜以人群均数（所谓“正常值”）当作“标准”看待。当无条件测量体重时，为便于医务人员计算小儿用药量和液体量，可用以下公式估计体重，见表 2。

表2 正常儿童体重、身高估计公式

年龄	体重(千克)	年龄	身高(厘米)
3～12个月	[年龄(月)+9]/2	12个月	75
1～6岁	年龄(岁)×2+8	1～12岁	年龄(岁)×6+77
7～12岁	[年龄(岁)×7－5]/2		

2. 身材的增长

(1)身高:身高指头部、脊柱与下肢长度的总和。多数3岁以下儿童立位测量不够准确,应仰卧位测量,称为身高。立位与仰卧位测量值相差1～2厘米。

身高的增长规律与体重相似。年龄越小增长越快,也出现婴儿期和青春期二个生长高峰。出生时身高平均为50厘米,生后第一年身高增长最快,约为25厘米;前3个月身长增长11～12厘米,约等于后9个月的增长值,1岁时身长约75厘米;第二年身长增长速度减慢,为10厘米左右,即2岁时身高约85厘米;2岁以后身高每年增长5～7厘米。2岁以后每年身高增长低于5厘米,生长速度下降。进入青春期出现第二个生长高峰。

身高的生长受遗传、内分泌、宫内生长水平的影响较明显,短期的疾病与营养波动不易影响身高的生长。

(2)坐高(顶臀长):是头顶到坐骨结节的长度。与身高测量一致,3岁以下儿童仰卧位测量为顶臀长。坐高增长代表头颅与脊柱的生长状况。

(3)指距：是两上肢水平伸展时两中指尖距离，代表上肢长骨生长状况。

3. 头围的增长　头围的增长与脑和颅骨的生长有关。胎儿期脑生长居全身各系统的领先地位，故出生时头相对大，平均32～34厘米；与体重、身高增长相似，第一年前3个月头围的增长(6厘米)约等于后9个月头围的增长值(6厘米)，即1岁时头围约为46厘米；生后第二年头围增长减慢，约为2厘米；2岁时头围约48厘米；2～15岁头围仅增加6～7厘米。头围的测量在2岁以内最有价值。

婴幼儿期连续追踪测量头围比一次测量更重要。头围大小与双亲的头围有关；较小的头围即小于平均值减2个标准差($<\bar{x}-2SD$)常提示大脑发育不良；头围增长过速往往提示脑部疾病，如脑积水。

4. 胸围的增长　胸围代表肺与胸廓的生长。出生时胸围32厘米，略小于头围1～2厘米。1岁左右胸围约等于头围。1岁至青春前期胸围应大于头围(约为头围+年龄-1厘米)。1岁左右头围与胸围的增长在生长曲线上形成头、胸围的交叉，此交叉时间与儿童营养、胸廓的生长发育有关，生长较差者头、胸围交叉时间延后。我国1985年9市城区体格生长的衡量数字显示，男童头、胸围交叉时间为15个月龄，提示我国儿童胸廓生长较落后，除营养因素外，可能与不重视爬的训练和胸廓锻炼有关。

5. 上臂围的增长　上臂围代表肌肉、骨骼、皮下脂肪和皮肤的生长。1岁以内上臂围增长迅速，1～5岁增长缓慢，为1～2厘米。因此，有人认为在无条件测体重和身高的地方，可用左上臂围测量筛查5岁以下儿童营养状况：>13.5厘米为营养良好；12.5～13.5厘米为营养中等；<12.5厘米为营养不良。

6. 身体比例与匀称性 在生长发育过程中，身体的比例与匀称性生长有一定规律。

(1)头与身长比例：头的生长在宫内与婴幼儿期领先生长，而躯干、下肢生长则较晚，生长时间也较长。这样，头、躯干、下肢长度的比例在生长进程中发生变化。头长占身高的比例在婴幼儿为1/4，到成人后为1/8。

(2)体型匀称：表示体型（形态）生长的比例关系，如身高与体重，胸围/身高。

①凯特勒（Quetelet）体重指数＝体重（千克）/身高（厘米）×1 000。

②考普（Kaup）指数＝体重（千克）/身高（厘米）^{2} ×10^4等。

(3)身材匀称：以坐高（顶臀长）与身高（长）的比例表示，反映下肢的生长情况。坐高（顶臀长）占身高（长）的比例由出生时的0.67下降到14岁时的0.53。

任何影响下肢生长的疾病，可使坐高（顶臀高）与身高的比例停留在幼年状态，如甲状腺功能低下或软骨营养不良。

(4)指距与身高：正常时，指距略小于身高。如指距大于身高 1～2 厘米，对诊断长骨的异常生长有参考价值，如蜘蛛样指（趾），也称为马方综合征。

（三）体格生长发育的评价

青春期是青少年到成人的过渡期，受性激素等因素的影响，体格生长出现生后的第二个高峰，有明显的性别差异。男孩的身高增长高峰晚于女孩约 2 年，且每年身高的增长值大于女孩，因此男孩比女孩高。一般地说，男孩骨龄 15 岁，女孩骨龄 13 岁时，身高生长达最终身高的 95％。

2015 年国家卫生计生委发布的 2015 年《中国居民营养与慢性病状态报告》指出："我国男性平均身高 167.1 厘米，女性 155.8 厘米。成年男性平均体重为 66.2 公斤，女性 57.3 公斤。同时指出：6～17 岁者超重率占 9.8％，肥胖率 6.4％"。

不论男女孩，在青春期前的 1～2 年中生长速度略有减慢。女孩在乳房发育后（9～11 岁），男孩在睾丸增大后（11～13 岁）身高开始加速生长，1～2 年生长达高峰，此时女孩身高平均年增加 8～9 厘米，男孩 9～10 厘米。在第二个生长高峰期，身高增加值约为最终身高的 15％。高峰提前者，身高的停止增长较早。

青春期体重的增加与身高平行，同时内脏器官增长。女性耻骨与髂骨下部的生长与脂肪堆积，臀围加大。男性则有肩部增宽，下肢较长，肌肉增强的不同体型特点。

正确评估青少年体格生长发育状况，必须注意采用准确的测量工具及统一的测量方法，定期纵向观察。同时有可用的参考人群值，参照人群值的选择决定评估的结果。

卫生部建议采用1995年中国9大城市青少年的体格生长数据，为参照值。青春期青少年体格生长评估包括发育水平、生长速度及匀称程度3个方面。

1. 发育水平 将某一年龄时段所获得的某一项体格生长指标测量值（横断面测量）与参照人群值比较，得到该儿童青少年在同质人群中所处的位置，即为该项体格生长指标在此年龄的生长水平，通常以等级表示其结果。生长水平包括所有单项体格生长指标，如体重、身高、头围、胸围、上臂围等，可用于个体或群体儿童青少年的评估。

有些单项测量，如骨龄代表发育成熟度，也反映发育水平。同样，体格测量值也可以用来代表发育水平或成熟度。

发育水平评估的优点是简单、易于掌握与应用。对群体青少年体格发育水平评估，可了解该群体的体格状况；对个体评估仅表示该儿童已达到的水平，不能说明过去存在的问题，也不能预示该儿童的生长趋势。

2. 生长速度 是对某一单项体格生长指标定期连续测量（纵向观察），将获得的该项指标在某一年龄阶段的增长值与参照人群值比较，得到该儿童青少年此项体格生长指标的生长速度。以生长曲线表示生长速度最简单、直观，定期体检是生长速度评估的关键。青春期生长较快，定期检查间隔时间不宜太长。这种动态纵向观察个体青少年生长规律的方法，可发现每个青少年有自己稳定的生长轨道，体现个体差异。因此，生长速度的评估较发育水平更能真实了解青少年生长状况。

3. 匀称程度　是对体格生长指标之间关系的评估。

(1)体型匀称度：表示体型(形态)生长的比例关系。实际工作中常选用身高的体重表示一定身高的相应体重增长范围，间接反映身体的密度与充实度。将实际测量与参照人群值比较，结果常以等级表示。

(2)身材匀称：以坐高(顶臀高)/身高的比值反映下肢生长状况。按实际测量计算结果与参照人群值计算结果比较。结果以匀称、不匀称表示。

(四)青春期神经心理发育的评估

青少年神经心理发育的水平表现在于青少年在感知、运动、语言和心理等过程中的各种能力，对这些能力的评估称为心理测试。心理测试仅能判断青少年神经心理发育的水平，没有诊断疾病的意义。心理测试必须由经专门训练的专业人员根据实际需要选用，不可滥用。

包括：能力测验、适应性行为测验等。

(五)青春期保健的主要措施

1. 良好习惯的培养

(1)睡眠习惯:应从小培养青少年有规律的睡眠习惯。保证充足的睡眠时间对各年龄阶段儿童、青少年来说都十分重要。

(2)进食习惯:青少年独立性、自主性得到发展,做到有规律进食,营养全面不挑食。

(3)卫生习惯:养成早晚刷牙、饭后漱口、食前便后洗手及按时排便的习惯,以及不吃未洗净的瓜果、不食掉在地上的食物、不随地吐痰、不乱扔瓜果皮纸屑的良好卫生习惯。

2. 社会适应性的培养 从小培养青少年良好地适应社会的能力,是促进青少年健康成长的重要内容之一。青少年的社会适应性行为,是各年龄段相应神经心理发展的综合表现,与家庭环境、教育方式、性别、年龄、性格密切相关。

(1)独立能力:应培养其独立分析、解决问题的能力。

(2)控制情绪:父母及时应答青少年的需要有助于青春期心理的正常发育。青少年常因要求不能满足而不能控制自己的情绪,或发脾气或发生侵犯行为,故成年人对青春期的要求与行为应按社会标准或予以满足,或加以约束,或预见性的处理问题,减少青少年产生消极行为的机会。用诱导方法而不用强制方法处理青少年的行为问题可以减少对立情绪。

(3)意志：在日常生活、学习中应该有意识地培养青春期青少年克服困难的意志，增强其自觉、坚持、果断和自制的能力。

(4)社交能力：培养青春期青少年与周围环境和谐一致的生活能力。注意培养他们之间互相友爱，鼓励孩子帮助朋友，倡导善良的品德。在游戏中学习遵守规则，团结友爱，互相谦让，学习与人相处。

(5)创造能力：人的创造能力与想象能力密切相关。启发式地向青少年提问题，引导他们自己去发现问题和探索问题，可促进其思维能力的发展。通过游戏、讲故事、绘画、听音乐、表演、自制小玩具等可以培养想象力和创造能力。

3. 父母和家庭对青少年心理健康的作用　父母的教育方式和态度、父母对子女的亲密程度都与青少年个性的形成和社会适应能力密切相关。从小与父母建立相依感情的青少年，日后会有良好的社交能力和人际关系。因此，父母应了解青少年的心理发育特点，理解他们的行为，以鼓励的正面语言教育为主，对其不良行为应及时说服和劝阻。父母是孩子的第一任老师，应提高自身的素质，言行一致，以身作则地教育他们。

(六)影响青春期生长发育的主要因素

1. 遗传因素　细胞染色体所载基因是决定遗传的物质

基础。父母双方的遗传因素决定子女生长发育的“轨道”或特征、潜力、趋向。种族、家族的遗传信息影响深远，如皮肤、头发的颜色，面型特征，身材高矮，性成熟的迟早，对营养素的需要量，对传染病的易感性等。在异常情况下，严重影响生长发育的遗传代谢缺陷病、内分泌障碍、染色体畸形等，更直接与遗传有关。

2. 环境因素

(1)营养：严重营养不良，可影响体重、身高及智能的发育，使身体免疫、内分泌、神经调节等功能低下。

(2)疾病：疾病对生长发育的阻扰作用十分明显。急性感染常使体重减轻；长期慢性疾病则影响体重和身高的发育；内分泌疾病常引起骨骼生长和神经系统发育迟缓；先天性疾病，如患先天性心脏病则生长发育迟缓。

(3)母亲情况：孕母的生活环境、营养、情绪、疾病等各种因素可影响青少年的生长发育。母亲妊娠早期的病毒性感染可导致胎儿先天畸形；妊娠期严重营养不良可引起流产、早产和胎儿体格生长及脑的发育迟缓；妊娠早期受到某些药物、X线照射、环境中毒物和精神创伤的影响，可使胎儿发育受阻，出生后生长发育会受到影响。

(4)生活环境：生活环境对青春期青少年健康的重要作用往往易被家长忽视。良好的居住环境，如阳光充足、空气新鲜、水源清洁、无噪声、居住条件舒适，配合良好的生活习惯、科学护理、良好教养、体育锻炼、完善的医疗保健服务等都是促进青少年生长发育达到最佳状态的重要因素。随着社会的进步，生命质量的提高，生活环境的好坏可在一定程度上决定青少年生长发育的状况。

综上所述，遗传决定了生长发育的潜力，这种潜力从受精卵开始就受到环境因素的作用与调节，表现出个体的生长发育模式。因此，生长发育水平是遗传与环境因素共同作用的结果。

六、青春期的心理保健

（一）青春期心理健康标准

人类具备高级神经系统及第二信号系统，有思维、想象、推理、综合等能力，有复杂的心理活动。人的心理活动是一个不断发展和变化的过程。心理健康是健康组合的有力补充和发展。这里所说的心理（精神）健康是指人的内心世界丰盈充实、和谐安宁的态度，并与周围环境保持协调均衡。心理健康的人并不是永远不会有痛苦和烦恼，只是在遇到挫折、失败而出现消极情绪时，能表现出情绪稳定，能够通过自我调节使情绪恢复到积极状态。

《中华人民共和国精神卫生法》第二章为“心理健康促进和精神障碍预防”，可见从小培养与促进青少年心理健康的必要性与重要性。

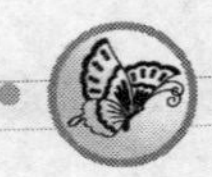

人的躯体是否健康，可以通过形态指标、生理功能指标及实验室检查指标等获知。人的心理是否健康有许多标准，但目前尚无统一测量标准。根据我国青春期青少年的心理活动特点，他们达到心理健康应具备以下心理品质。

1. 智力发育正常　智力是个体观察、领悟、想象、思维、推理等多种心理能力的综合体现。智力随年龄增长而提高。正常发育的智力指个体智力发展水平与其实际年龄相称，是心理健康的重要标志之一。智商（IQ）在 80 分以上属智力正常，中小学生学习成绩之所以有好坏之别，多半由非智力性因素引起，包括气质、性格、兴趣、态度、动机、学习方法及社会智能的发展水平等。智商低于 70 分属智力落后，智力发展落后于实际年龄属心理发育异常，常伴有适应能力低下，是儿童学习困难的主要原因之一。少数青少年具有超常智力或特殊才能，其智商在 110 分以上，这部分青少年如果心理发展不平衡，也可能伴有适应能力缺陷。一个心理健康的青少年在后天教育与培养下，智力应达到其所在年龄组智力发展的一般水平，在学习中有明确的目标，积极向上，充分发挥自己的聪明才智。

2. 情绪稳定，表达适度　心理健康的青少年，在乐观、满意等积极情绪体验方面占优势。尽管他们也会有悲哀、困惑、失败、挫折等消极情绪出现，但不会持续长久。他们能够适当表达和控制自己的情绪，使之保持相对稳定；能够主动克服或消除消极的情绪状态，努力创造乐观、豁达的心境。

3. 正确的自我意识　自我意识亦即悦纳自我。心理健康的青少年自尊、自爱、自重，他们既能客观地评价他人，更重要的是能正确地认识自己，评价自己和把握自己。对自己有充分了解，清楚自己存在的价值，对自己感到满意，并且努力使自己变得更加完善。对自己的优点能发扬光大，对自己的缺点也能充分认识，并能自觉地努力去克服。有自己的理想，对未来充满信心，在学习、工作等各方面不断取得新的成绩。

4. 和谐的人际关系　心理健康的青少年，有积极、良好的人际关系。尊重他人，理解他人，善于学习他人的长处补己之短，并能用友善、宽容的态度与别人相处。他们在别人面前能做到真诚坦率，从而容易得到别人的信任，并建立起融洽的人际关系。他们在集体中威望较高，生活充实，是同学们的知己。

5. 行为正常，人格健全　心理健康的青少年行为反应适当，即行为反应与一定的情绪体验相联系，反应强度与刺激强度相一致。人格亦称个性，是每个人所独有的心理特性或特有的行为模式，是在先天素质的基础上，在环境的长期影响下逐渐形成的。心理健康者具有相对稳定的、协调一致的个性系统。个性系统的心理结构（亦称人格结构）由个性倾向性（包括动机、兴趣、理想等），个性心理特征（包括气质、能力与性格）和“自我”三部分组成，其中气质、性格和“自我”是人格的重要部分。人格表现为一个人的整个精神面貌。

为了描述和评价人格特征，一些心理学家制订了各种人格测试的问卷或量表，如明尼苏达多相人格调查表（MMPI），艾森克人格问卷（EPQ）等。某些人的人格特点偏离正常，导致社会适应不良，即属不健全人格。心理健康的人有健全的“自我”，对自己有正确的认识，并能对自己进行客观的评价，能对自己的个性倾向性和个性心理特征进行有效的控制和调节。健全人格的基本特征是：相对稳定的情绪状态、坚韧的毅力、灵活的应变能力、强烈的责任感和良好的自制力。

6. 热爱生活，正视现实 心理健康者热爱生活，能深切感受生活的美好和生活中的乐趣，积极憧憬美好的未来。能在生活中充分发挥自己各方面的潜力，不因遇到挫折和失败而对生活失去信心。能面对现实，客观地反映现实，并以正确的态度对待现实。既有高于现实的理想，又不会用不切实际的幻想去代替现实。能正确对待现实困难，及时调整自己的思想方法和行为策略以适应各种不同的社会环境。

7. 心理活动与心理发展年龄特征相适应 一定的年龄应有相应的心理活动特点，如青少年应是朝气蓬勃，而老年人应稳重、老练。心理健康者的心理活动与心理发展年龄特征应是相适应的。

以上所述是衡量青少年心理是否健康的标准，也可作为改善心理状态，增进心理健康的目标。

（二）心理健康的内涵

随着政治、经济、社会、文化环境发生的深刻变化，在生活节奏日趋加快与紧张的情况下，青春期青少年的心理健康问题日渐突出，精神疾病的发病率成倍增加。世界精神病协会年会曾指出，“精神病时代”正悄然逼近。至于中国，随着生活节奏的加快和心理压力的增大，精神疾患状况也日益增加。上海市精神研究所所长在报告中称，在1 300万人口的上海市，已经有逾75万各类精神、心理障碍症患者。他们大多是学习、工作、生活压力过大，常年超负荷运转的青少年。专家认为，从疾病发展史来看，人类已经从“传染病时代”“躯体疾病时代”进入“精神病时代”，反映了当前精神疾患的严重性。因此，我们不但应研究如何保护和促进青少年的身体健康，而且必须注重其心理健康，深入研究其心理健康问题。为此，国家于2013年5月1日颁布实施了《中华人民共和国精神卫生法》。

卫生部原部长陈竺，在2011年10月24日第十一届全国人民代表大会常务委员会第二十三次会议上，做《关于〈中华人民共和国精神卫生法（草案）〉的说明》中指出，“据卫生部调查，精神疾病在我国疾病总负担中排名居首位，约占疾病总负担的20%，有严重精神障碍患者约1 600万人”。众所周知，精神障碍是由心理不健康（心理障碍）发展而来。因

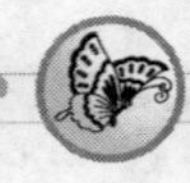

此，加强心理健康教育和指导，是减少与遏制精神障碍及严重精神障碍的最佳措施与有效途径，也是《精神卫生法》的宗旨。

心理健康又称精神卫生，是一门研究保护和促进心理健康，预防心理方面各种偏倚与疾病的科学。精神卫生（心理卫生）包括为保证心理健康而采取的卫生措施，如预防精神病及各种身心疾病，普及心理卫生知识和进行心理治疗等。

在心理健康发展过程中，有些青少年由于受到内外环境中不良因素的影响，心理发展会受到阻碍，以致产生心理卫生问题。心理卫生问题是指青少年的心理发展偏离了该年龄阶段的正常轨道，与同年龄的正常青少年相比，在性格、情绪、智力、行为、注意力等方面有一项或几项异常，但大多属于量变范围，绝大多数仅是暂时的，称为“心理社会发展紊乱”。其中少数人发展程度较严重，持续时间长，影响正常心理功能，形成长期心理缺陷的就属于心理障碍了。例如，多动综合征、自闭症（孤独症）、精神发育不全等。心理卫生问题会影响学习与生活，阻碍正常的心理发育，并且还会带来严重的社会问题，如不及时进行干预，往往导致成年后各种心理问题和精神疾病。某些疾病（如大脑损伤及内分泌疾病）、不良的家庭环境、社会环境及教育方式等，都是导致青少年心理健康问题发生的因素。如果机体受到体内外环境的各种致病因素的刺激，使得大脑功能发生紊乱，心理活动就不能顺利地进行自我调节，认识、情感、思维、智力、行为等就会出现不同程度的障碍，造成错误的认识、判断和处理客观事物，这就是异常心理。据报道，在发达国家，3～15岁的儿童、青少年中，有持久性心理障碍的为5%～15%。美国21岁以下者约有2%患有严重的精神发育迟滞，有8%～10%患有情绪障碍。他们需要得到照管与帮助。

青少年心理卫生工作的宗旨是促进集体心理保健、涉及一级和二级预防，其内容包括：

1. 进行社会性的宣传教育 在家长、老师、学生中普及心理卫生知识，引导青少年，使他们拥有健康的心理及正常的行为。《精神卫生法》第十六条规定："各级各类学校应当对学生进行精神卫生知识教育；配备或者聘请心理健康教育教师、辅导人员，并可以设立心理健康辅导室，对学生进行心理健康教育。学前教育机构应当对幼儿开展符合其特点的心理健康教育。发生自然灾害、意外伤害、公共安全事件等可能影响学生心理健康的事件，学校应当及时组织专业人员对学生进行心理援助。教师应当学习和了解相关的精神卫生知识，关注学生心理健康状况，正确引导、激励学生。地方各级人民政府教育行政部门和学校应当重视教师心理健康。学校和教师应当与学生父母或者其他监护人、近亲属沟通学生心理健康情况。"

2. 建立跨学科的防治网 建立社区心理卫生指导中心，对辖区内青少年进行心理健康普查，做到早期发现、早期治疗。对发现有心理卫生问题的青少年进行家访及其他调查，寻找有关病因，及时协助解决。笔者在本社区开设了心理咨询服务中心，为辖区内附中、附小的学生及幼儿园的儿童服务5年余，帮助他们顺利度过心理发育期，愉快、健康地成长。

3. 培训基层防治工作人员 建立基层心理卫生服务队伍，在心理卫生医师指导下开展工作。

4. 开展心理卫生咨询工作 酌情开展心理测验及有关调查，对初步怀疑有问题的青少年给予心理咨询，必要时在专科医师指导下进行心理治疗。

5. 开展心理卫生知识讲座 通过讲座提高家长、教师及学生的认识水平，预防儿童、青少年不良行为和不良情绪的发生，对有问题青少年的家长提供帮助。笔者应同济医学院附属小学教导处邀请曾给四年级学生讲心理健康课，题目为“用故事讲解智商与情商同步发展的重要性”，受到师生们的好评与欢迎。

（三）影响心理健康的因素

在青春期青少年心理社会发育过程中，有许许多多的因素对心理发育和变化产生影响。但是，在不同的心理发育阶段，各种因素所产生的影响有所不同。影响青少年心理社会发育的因素可归纳为以下几方面。

1. 疾病因素对心理社会发育的影响 大脑是心理活动

器官，客观现实是心理活动的源泉。大脑的发育状况会对人一生的心理活动产生决定性影响，如先天性大脑发育不全可使幼儿心理活动发展停滞。某些细菌、病毒引起的脑炎、脊髓灰质炎所致的后遗症、外伤所致的脑损伤和某些内分泌疾病（如甲状腺功能低下会引起呆小症），也将严重地影响心理健康发育。各种慢性体质缺陷，如盲、聋、哑、斜视、驼背等，也常合并有心理卫生问题。其表现为感觉性刺激缺乏、情感障碍、自信心差、思想或活动能力受限等。

2. 家庭因素对心理健康发育的影响　父母良好的文化素养、和谐的家庭氛围及正确的教育方式等，是青少年心理健康发育的重要条件。父母离异、家庭关系破裂或重组家庭及非婚生子女，或在孤儿院长大的孩子等。总之，得不到父母关爱的孩子，他们在心理上形成的缺陷往往终生都难以弥补。父母的冷漠、忽视会使孩子敏感、多疑或自卑，甚至对他人充满敌意，多数孤僻、内向、不善交际。父母的管束过严或专制，会使孩子丧失自信，缺乏主见。父母的过度保护，则会使孩子心理成熟延迟，将来易在社会生活中出现诸多适应不良。生活在幸福、愉快、和睦、民主家庭中的孩子大多情绪稳定，富有同情心，人际关系协调，而且精神饱满，心情愉快，精力充沛，进取心强。

《武汉晨报》2014 年 7 月 26 日在《最新闻》栏目中，记者以标题“14 岁少年用菜刀猛砍‘仇人’12 刀——一个稚气未脱的孩子，何以变成冷血少年犯？”文章中写道：“14 岁少年洋洋是学校、社区中出了名的‘坏蛋’，打架、爬墙头、放火烧房子，简直就是无恶不作。他被另一位问题少年振振欺负后，觉得自己受到了侮辱。在过完14岁生日的第三天，洋洋半夜拎着菜刀，在汉阳区的一家网吧朝正在上网的振振头部连砍12刀。近日，汉阳区法院以故意杀人未遂罪判处洋洋有期徒刑7年。”洋洋出生的家庭背景，生父是个吸毒者，在他7岁时死亡，母亲在他出生后不久便弃他而去。被长期寄养在养父家的洋洋说，“我也没有牵挂，坐牢也无所谓”。从这个案例中可见良好家庭教育的重要性，破碎家庭对孩子的成长是多么不利啊！

3. 学校和同龄群体对心理健康发育的影响 儿童进入学校后，不但要接受科学文化知识和各种技能的教育，而且要受到社会道德、行为规范、价值观念等方面的教育。学校对于学龄期儿童在思想观念，行为方式及性格、能力等方面的影响，甚至可以胜过家庭。目前有些学校为提高升学率，片面加重学生学习负担，考试测验频繁，使学生心理压力很大。学习负担过重，可引起睡眠障碍、头痛、记忆力下降等神经衰弱症状。学习困难或留级会引起焦虑、自卑、抑郁状态。有的学生由于学习负担过重，久而久之，变得对学习毫无兴趣，对学校也产生了恐惧感，自暴自弃，用说谎、逃学等办法对付，更加重了心理压力。由此可见，学校环境对儿童青少年心理发育的影响是很大的。在学校里，他们交往的对象除了教师之外，便是大量的同龄伙伴，很容易找到共同语言，可以自由地探讨一切与成年人难以探讨的问题。对许多青少年来说，获得成年人的认可远没有获得同伴认可重要，可见同龄人之间的交往对心理发育影响很大。

教育部2014年8月公布了《中小学生守则(征求意见稿)》提出“三爱”：爱祖国、爱学习、爱劳动；“三讲”：讲文明、讲诚信、讲法治；“三护”：护安全、护健康、护校园。这是培养青少年心理健康的基础与基石！

4. 社会经济环境对心理健康发育的影响 除了家庭、学校等一些特定的社会环境可对青少年心理发育起关键性作用外，社会经济环境对他们心理发育也起着很大的作用。如随着妇女就业率大量增加，越来越多的少年儿童在白天只能得到替代性照顾，缺乏与人的密切接触，缺乏语言、游戏、社交等良性刺激。有的少年儿童缺乏父母的关怀、教育，课余生活枯燥、单调，也容易引起各种情感与行为障碍。

西方发达国家青少年生活在竞争性强、人际关系冷漠的环境里，吸毒、卖淫、弃婴、杀人(他杀、自杀)等社会现象，使他们的身心健康受到严重摧残。工业化带来的环境污染，对青少年造成的危害也很严重。例如，在美国，因大量汽车废气而导致的儿童铅中毒每年高达20万人以上。这些患儿表现为消化不良、呆滞、注意力涣散，其中40%有反复惊厥，20%表现为智力低下，学习困难，大脑功能明显障碍。另外，妇女吸烟、酗酒者大量增加，使胎儿先天缺陷和难产的发生率增加，此类孩子被称为“星期六孩子”(因为在周六与周日情侣相会大量抽烟与喝酒，对精子与卵子造成损伤后受孕的孩子会产生更多的缺陷）。这也是引起部分青少年精神发育不全的重要原因之一。

（四）青春期常见的心理障碍

处于青春期发育的青少年既面临着自身发育中出现的各种问题，还要适应时代发展和社会文化的变迁，因此容易产生多种不健康的心理问题。所有不健康的心理及其倾向统称为心理障碍，有多种表现形式。

青春期是比较复杂的时期，从心理发展上看，这一时期的青少年既具有童年期的一些痕迹，又具有成年期的一些萌芽，常表现为似成熟又不成熟。他们既要适应生理变化带来的心理卫生问题，又要适应社会环境变化带来的心理卫生问题。因此，做好青春期青少年的心理卫生保健工作是一项关系到他们健康成长的重要措施。青春期青少年常见的心理卫生问题，大致表现在以下几方面。

1. 对性发育和性成熟的困惑不解 在青春发育期人体最大的变化即为生殖系统的迅速发育，这是青春期的突出特点。但有些青少年对自身的性发育及性成熟的生理变化常感到神秘不解，如有的男性少年对于在青春期都有的本属生理现象的遗精产生种种猜测，个别人甚至把正常的遗精视为病理现象而感到苦恼、焦虑，形成紧张的心理压力。有些女性少年对青春期的正常脂肪增加，误认为是肥胖而烦恼，到处寻找减肥的方法，甚至个别人发展为神经性厌食，对身心健康造成严重的危害；还有些女性少年对正常乳房增大及月经来潮而感到焦虑，形成沉重的心理负担；有些青少年由于对性发育好奇而引起情绪不稳定。开始意识到自己正在向成熟过渡，对性知识感兴趣，产生对异性的爱慕感等，这些都是一种正常的心理转变。但有个别青少年由于缺乏生理卫生知识，缺乏正确的引导，思想中的种种疑问得不到及时解决，又缺乏直率性格，不好意思向家长、老师等请教，所以就从不正当的途径去寻找两性知识，特别喜欢从某些黄色淫秽书刊及黄色录像带中找答案。在此过程中，由于青少年明辨是非能力较差，又缺乏对健康与非健康宣传品的鉴别能力，容易受黄色淫秽书刊、录像带的不良影响，个别人甚至在此期间犯罪。2013 年北京市出现的李××等未成年人轮奸案曾轰动全国，就是一个沉痛的教训。

还有一些青春期青少年由于有手淫的坏习惯，对此不能正确对待与认识，常产生追悔、自责的情绪，甚至于不能自拔，导致自杀。这些不良情绪严重地影响着青少年正常的身心发育及正常的学习、生活。这个时期如能做好青少年的心理调控与辅导，加强自制力，完全可以把问题解决在萌芽阶段。

针对以上问题，对青春期青少年要根据他们生长发育所处的年龄阶段及他们能接受生理卫生知识的水平和能力进行适时(恰当时机)、适量(适合青少年的年龄特点和接受能力)、适度(适当程度、深度和广度)的性科学教育(这就是性知识教育的“三适”,也是比较难以把握与实施的,因此影响到中小学对性知识教育的正常开展)。性教育包括性生理(指人体的生理解剖及性卫生保健知识),性心理(男女性别心理特征、男女社会角色特征),性道德(指道德伦理和性的文明修养及法制)教育。在进行性知识教育的同时,还应注意改善不良的外界环境,将青少年的业余生活安排得丰富多彩,生动活泼,使他们的学习、生活更加充实,使他们充满青春的活力。

2. 独立性与依附性的矛盾心理 随着年龄的增长,青少年与社会的交往、接触越来越广泛。他们渴望独立的愿望也变得愈加强烈。随之而来的与家庭的联系逐渐疏远,不再听从父母的约束,对父母和老师的指教产生反感,尤其当家长和老师对他们谆谆教导,对他们高标准、严要求,而使他们的自尊心受到损伤时,更容易使他们产生反抗心理(也称逆反心理)。他们迫切要求独立,但是又不能独立,还必须依附于家庭,在经济上表现的依附关系更加明显。他们很希望自己支配一些钱和物,但在经济上又不能独立,因此常常形成独立与依附的矛盾心理,甚至造成家庭关系和师生关系紧张。

成年人应结合青少年独立意向的发展,尊重他们正确的意见,有事同他们商量,逐渐地给他们更多的独立自主权利,同时也对他们提出更高的要求。要把他们看成家庭当中有一定地位的成员，创造一个愉快的、使他们愿意讲心里话的和睦的家庭环境。老师也要按照青少年心理发育特点，尊重他们的观点，对他们要给予充分的信任，放手让他们独立地去完成某些事情，培养他们的独立性、创造性，建立起融洽的师生关系。电视剧《密战》中12岁女孩子婷婷就是一个典型例子。当已离婚的父亲征求她的意见要与另一个女子结婚时，婷婷坦言，您结不结婚不必征求我同意，因为您与妈妈离婚并未征求我的意见。若您真心征求我的意见，我不同意您与她结婚。您、我与妈妈三个人是多么好的一个家庭啊！

3. 青少年对问题认识的片面性、直观性和易感性 青少年虽然独立意向发展很快，但他们对社会认识能力不成熟，尤其在社会变化较快的时代表现更为明显，在思考问题上常表现出直观易感性。思维的直观性表现在思想常受所接触事物的局部影响，分析问题比较肤浅、片面，从而做出错误的判断。支配他们的是事物的新奇性、趣味性、刺激性，以新奇为美好。缺乏分辨是非的能力，如对于什么是勇敢和强暴、美与丑、民主与法制、理想与前途等缺乏较正确的认识。青少年情感还不够稳定，容易从一个极端走向另一个极端。根据这些特点，我们对青少年要因势利导，做好疏导工作，提高他们认识社会和明辨是非的能力。

4. 学习负荷过重，心理压力大 当前，由于学校一味强调升学率，使得青少年学习负荷过重，生活枯燥无味，给他们

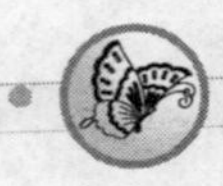

带来沉重的心理压力。学习成绩差的学生，产生厌学情绪。有些家长望子成龙、望女成凤心切，对学习差的子女教育方法不当，要求过严，甚至打骂、体罚，用过激的言辞伤害他们的自尊心；有些家长对子女学习失去信心，放任不管，没有尽到家长的责任，走向另一个极端。青少年由于承受不了这些压力，有时表现出异乎寻常的反抗情绪，形成家庭暴力，有个别青少年甚至走上自杀道路。还有个别学生出现逃学现象或弃学经商，过早地走入社会。总之，因学习压力大带来心理卫生问题，在青少年中相当普遍，应引起学校、家庭的高度重视。

学校应减轻学生的学习负担，重视素质教育。增加课外及户外活动时间，使学生的学习和生活更加生动、活泼，增强学生学习的自觉性、主动性，激发他们的学习兴趣。家长对他们的学习予以正确的引导，不能以分数挂帅，一味地、单纯地强调分数。要通过他们的学习成绩了解和掌握他们在学习中存在的实质问题，从而加以正确的引导，才能使他们摆脱因学习负担过重而导致的沉重心理压力。

5. 受同龄伙伴影响 同龄人伙伴关系密切，容易养成不良习惯和沾染不良嗜好。

同龄人、伙伴是青少年在社会交往中重要的群体，他们都具有群体观念，认为在群体当中有一种安全感。他们的所作所为互相影响，伙伴、同龄人是他们的知己者，有话同他们说，有事同知己者商量。在这样的团体中，若受到好的影响，可成为青少年健康成长的动力。反之,受到不良因素的影响,可走向歧途。根据这些特点,父母与老师应关心青少年与同伴的交往情况,并能及时发现问题,及时进行指导。青少年好奇心及模仿性强,这种心理状态使他们很容易受别人影响。例如,中小学时期因受家庭及伙伴的影响,比其他时期更容易学会吸烟。青少年想从吸烟中得到精神放松与乐趣,用吸烟显示出魅力,有成熟感。男孩子吸烟认为有男子汉气概,女孩子吸烟意味着男女平等。以上这些心理状态,促使他们吸烟。目前青少年吸烟率有明显增加,已成为青少年心理卫生的重要问题之一。青少年吸烟不但损害了健康,是不良的嗜好,而且影响学习,使注意力涣散,学习成绩下降。更严重的是吸烟导致肺癌高发与早发。在他们当中,喝酒及其他一些不良习惯发生率也有显著增加的趋势。所有这些不良习惯和嗜好,明显地影响着青少年的身心健康及正常的学习生活,必须予以足够的重视。

七、青春期饮食保健

青春期的青少年处于生长发育的第二次突增阶段。充分合理的营养是生长发育的物质基础,尤其是足够的热能和优质蛋白质,各种维生素、矿物质及微量元素等,更是青春期青少年生长发育所必需的。营养素缺乏,各种营养素的摄入不均衡,膳食结构不合理等,不但使青少年生长发育迟缓,而且可导致急、慢性营养不良和各种营养素缺乏症。

目前发展中国家约有 1/4 青少年患有程度不同的营养不良，其半数在非洲，部分在亚洲。当前，全世界每年约有 1 500 万儿童、青少年死亡，其主要原因系营养不良所致。因此，青春期科学的营养是儿科工作者及营养学家研究的重要课题之一。我国著名的儿童卫生营养学专家叶恭绍教授曾呼吁，“儿童营养关系到中华民族的兴旺发达，希望全社会给予足够的重视”。

(一)营养素的基本概念

生命的基本特征是新陈代谢。青少年正值生长发育时期，新陈代谢旺盛，同化作用较异化作用占优势，保证这种优势是生长发育的基本条件。同化作用(也称为合成代谢)就是必须不断地摄取外界某些物质用于合成代谢过程。异化作用(也称为分解代谢)是排出体内另一些物质的分解代谢过程。这里所说同化作用必须从外界不断地摄取优良的营养物质(人体生长发育、新陈代谢等所需要的各种营养素)。因此，营养素即是构成及修复人体组织，提供能量，维持和调节生理功能的物质，是人类赖以生存的要素。人体所需要的营养素主要有蛋白质、脂肪、糖类、维生素、矿物质(无机盐)、微量元素、膳食纤维和水等。营养素按人体需要的多少，可分为“常量营养素”和“微量营养素”。前者指每日需要量在

1克以上的营养素，后者指每日需要量在1克以下，甚至仅需数微克的营养素。营养素也可分为“必需营养素”和“非必需营养素”。“必需营养素”在人体不能自己合成，或合成量不足，需依赖从食物中直接摄取；“非必需营养素”则人体能通过其他物质自行转化合成。医学与营养学上将蛋白质、脂肪、糖类称为产能营养素，其余为非产能营养素。

（二）各种营养素对身心健康的作用与影响

1. 蛋白质 蛋白质是生命存在的形式，没有蛋白质就没有生命。蛋白质是生命的物质基础，因而是营养素中最重要的一种。组成蛋白质的基本单位是氨基酸，各种氨基酸以不同的排列与组合形成不同的蛋白质。在氨基酸中，赖氨酸、色氨酸、苯丙氨酸、亮氨酸、异亮氨酸、苏氨酸、缬氨酸及蛋氨酸8种氨基酸属于“必需氨基酸”，对于青少年还要加上组氨酸。这9种氨基酸必须从食物中摄入，不能在体内合成。其余能在体内自主合成的称为“非必需氨基酸”。根据所含氨基酸种类，可将食物中蛋白质分为两类：一类具有9种必需氨基酸者称为完全蛋白质，其来源为动物蛋白质，如乳类、肉鱼、肝脏、蛋类；植物蛋白质，如大豆及其豆制品，未精制的大米和小麦。另一类凡缺少9种必需氨基酸中任何一种称不完全蛋白质，其来源为玉米、高粱、薯类等各类食品。青春期青少年食品应尽量选用完全蛋白质，动物蛋白质应占总蛋白质一半以上。构成蛋白质的元素主要是碳、氢、氧、氮，还有硫、磷、铁、碘等少量其他元素，依蛋白质的品种不同而异。与糖类及脂类相比，蛋白质的最大特点是含氮，且其组成比例相对恒定，约为16%。

(1)蛋白质的主要功能：①构成和修复人体组织。新组织的形成和器官的发育需要蛋白质的合成，外伤的愈合、烧伤、骨折、出血等的恢复需要蛋白质。②参与和调节多种生理活动。蛋白质是血液、抗体、酶、激素受体等的重要成分，与维持身体正常血液渗透压，氧的运送，血液凝固，酸碱平衡，神经传导，肌肉收缩，以及各种营养素的吸收、利用、转运、储藏有关。③提供能量。每克蛋白质氧化分解可产生16.7千焦(kJ)热能，人体每天所需的热能有14%来自蛋白质。

(2)青春期青少年蛋白质的需要量和供给量标准：青少年蛋白质的需要量和其必需氨基酸组成分不开。当食物蛋白质氨基酸组成与人体需要相近，配合得当时，需要的量就少些，而必需氨基酸比例不当则需要量就更多一些。同时还应考虑热能的供应，当热能摄入不足时，蛋白质用于热能消耗多，需要量就较高，只有在保证热能充足时补充蛋白质才能起到增加氮储留的作用。青少年蛋白质代谢呈现正氮平衡，即每天机体所吸收蛋白质的数量应大于排出量(摄入氮量大于排出氮量)，只有这样才能保证生长发育。人体从1周岁到青春期突增期开始，蛋白质需要量为每日每千克体重需要1.5～2.0克，青春期发育阶段，则需要蛋白质量更大。在学龄期儿童膳食中，含有必需氨基酸的优质蛋白质应占总蛋白质供给量的1/2～1/3，动物蛋白和大豆蛋白属于优质蛋白质。充分利用蛋白质的互补作用，将有助于满足青少年对蛋白质的需要，并提高其生物利用价值。

(3)蛋白质的供给量标准：各国的标准有所不同，优质蛋白质占比重大者供给量标准就低，反之则高，如美国7～10岁儿童蛋白质供给标准为34克/日，而我国7～10岁是60克/日，这是考虑到我国膳食蛋白质以植物性蛋白为主，利用率较低的原因。一般蛋白质摄入量达到供给量的80%，就基本可以满足大多数人的需要。

青少年长期蛋白质摄入不足，可表现出血浆蛋白浓度降低，低蛋白营养不良性水肿，酶的活性降低，骨骼生长障碍，智力发育迟缓等，最终导致身心发育水平低下。

2. 脂类 广义的脂类包括中性脂肪和类脂质，狭义的脂类仅指中性脂肪即三酰甘油(甘油三酯)。类脂质包括磷脂和胆固醇。

(1)脂类的主要生理功能：①脂肪是体内重要的供能物质。每克脂肪分解氧化可产生37.7千焦(kJ)热能，脂肪所供给人体的热能占全部热能的35%，比同等重量的蛋白质或糖类高1倍多，人体的脂肪是热能的储存仓库，热能摄入超过消耗时就转变成脂肪存于体内，当热能不足时首先消耗脂肪。②作为脂溶性维生素(A、D、E、K)吸收的载体，膳食中的脂肪可携带和促进脂溶性维生素的吸收。③作为体内组织的重要构成成分，如脑髓中含类脂质很多，若把水分除外，类脂质约占脑重的一半，摄入充足的磷脂对大脑的发育和代谢是有益的。④体内脂肪有隔热保温及支持、保护体内各脏器的作用。⑤脂肪可提供必需脂肪酸，最重要的是亚油酸。必需脂肪酸是构成人体组织细胞的成分，缺乏时可影响青少年的生长发育。

(2)脂肪的来源：人体的脂肪主要由食物中的乳类、肉类、动物脂肪及植物油类所供给，或由摄入的糖类和蛋白质转化而成。

由脂肪提供的脂肪酸可分为饱和脂肪酸和不饱和脂肪酸。不饱和脂肪酸是维持人体正常功能所必需的，在人体内不能合成，必须由食物供给称为“必需脂肪酸”，如亚油酸和花生四烯酸等。必需脂肪酸在体内参与磷脂的合成，因此与线粒体和细胞膜的结构关系密切；必需脂肪酸与胆固醇结合，运送胆固醇维持正常代谢，如果缺乏，胆固醇将与饱和脂肪酸结合沉淀于体内；必需脂肪酸还是合成前列腺素的原料，并与精子的形成有关系。

植物油含有较多的必需脂肪酸，肉类中含量也较丰富，动物的心、肝、肾等内脏及鸡蛋中含量也较多。

(3)脂肪酸需要量：婴幼儿每日每千克体重需脂肪 4～6 克，6 岁以上约需 3 克。脂肪摄入量过多易引起消化不良，食欲缺乏。若摄入不足，可使生长迟缓和各种脂溶性维生素缺乏。现在有不少儿童，尤其是女性儿童不爱吃含脂肪多的食物，从不进食肥肉，这对儿童身体发育不利。脂肪是某些激素的前体，能促进儿童正常性发育，女孩子摄入脂肪过少，性发育及性成熟会推迟。脂肪中的不饱和脂肪酸和磷脂是大脑和神经组织的重要原料，与青少年的智力发育关系密切。脂肪中的亚油酸是细胞的组成成分，参与脂肪和胆固醇的代谢，维护微血管的功能。相对而言，青少年膳食中脂肪的比例要比成人高，家长应鼓励他们适当吃些奶油、肥肉。烹调菜肴时多放些植物油，调剂食品时也可以加一些香油，这既能改善食品的口感，以提高孩子的食欲，也有利于补充脂肪。

3. 糖类 糖类按其化学结构可分单糖、双糖和多糖。单糖结构最简单，可不经消化，直接被机体吸收利用，易溶于水，有甜味；最主要的单糖有葡萄糖、果糖和半乳糖。双糖由二个分子单糖脱水缩合而成，易溶于水，但需分解为单糖后才能被人体吸收；主要的双糖有蔗糖、麦芽糖、乳糖。多糖则由数百至数千个单糖分子组合而成，无甜味，不易溶于水，经消化酶作用可以分解为单糖；主要的多糖有淀粉、糊精、糖原、纤维素和果胶等。

(1)糖类的主要功能：①供给能量。每克糖类分解氧化产生 16.7 千焦(kJ)热能。②构成人体组织成分，如神经组织及遗传物质 DNA。③增加肝内糖原贮存而保肝解毒。

(2)青少年每日需要量：每日每千克体重需 8～12 克，所供热能占总热能的50%。

4. 矿物质 矿物质分为常量元素(钾、钠、钙、镁、磷、氯、硫等)和微量元素(锌、铁、铜、铬等)。矿物质在体内起着重要的作用,同样是人体不可缺少的营养素,有的是构成机体组织的重要原料,有些则是身体某些重要功能的组成部分,有些可与蛋白质协同维持组织细胞的渗透压,维持机体的酸碱平衡,维持神经肌肉的兴奋性和细胞膜的通透性,还有些是许多酶系的激活剂或组成成分。

(1)钙:钙是人体中含量最多的元素之一,仅次于氢、氧、碳、氮而位于第五位。每个人都需要钙,钙在人体内的总含量为体重的1.5%~2%,正常成人有1 200克,其中99%的钙存在于骨骼、牙齿,是这些组织的主要成分,在机体生长发育过程中,自始至终支持着整个机体结构。身体其余1%的钙存在于软组织和细胞外液中,常以离子形式参与各种生理功能和代谢过程,在体内各种生理学和生物化学反应过程中有着重要的作用。钙为血液凝固所必需,在凝血酶原转变为凝血酶时,钙起催化作用;钙对肌肉的收缩与舒张有重要作用,尤其是钙离子的催化作用在心脏的收缩和舒张循环中作用更加突出;钙为正常神经冲动传递所必需;钙离子可以激活腺苷三磷酸酶、脂肪酶和某些蛋白质分解酶;许多激素的分泌和释放因子需要钙。保持血钙内环境的稳定性,是甲状旁腺激素的一种功能和维生素D及其他激素和维生素等共同作用的结果。如果这一体系遭到破坏,就会改变骨骼的状况，导致骨骼外的钙代谢异常。

①青少年钙摄入现状。我国青少年膳食中钙缺乏十分严重。发育期的青少年每天应摄入800～1 000毫克钙。据近10年报道，国人平均钙日供给量仅为每人288～735毫克。其中大学生人均为每日478毫克，中学男女学生分别为每日453及358毫克，小学生为每日324毫克。尽管随年龄增长钙摄入量有所增加，但小学生仅为每日供给量标准(RDA)的32%，中学男女学生分别为36%和45%，大学生为48%，达不到RDA的50%，可见膳食中钙的供给严重不足，而且以发育较快的中小学生更为严重。近年来，由于对钙需求量的认识提高了，不少学校为学生增加一次牛奶补充钙，这是很好的补充钙质的措施。

②骨骼中的钙。在体内99%的钙的生理功能是构成骨骼和牙齿，是骨骼硬度的依赖物质。骨是一直在不断在转换与形成之中，因此骨骼是人体的一个主要可溶性钙化库。骨钙的转换或更新与骨钙的沉积随年龄而异。1岁以内的婴儿每年更新钙为100%，以后更新或转换率逐渐降低，儿童期保持在10%，骨骺与骨干融合后，成人骨钙更新率每年为2%～4%。骨钙沉积也随年龄变化而变化，出生时骨骼的钙含量为100克，生后第一年增加1倍，生后头10年期间骨骼发育所引起的钙储留量保持在每日150毫克左右，到青春期女孩钙净储留量增到每日200毫克，男孩增到每日280毫克。在青春期生长发育高峰中，骨骼发育达最高点，储留的

骨钙在每日 275～500 毫克的范围，青春后期骨发育膜内生长还要持续一段时间，此时还维持每年有 180 克钙沉积于骨骼中，但骨髓的总重量相对稳定，骨骼的形成与再吸收平衡，到了成年钙储留减少到每日只有 3 毫克。在 40～50 岁之后，因再吸收过程渐占优势骨组织总量随年龄增长而下降，其速率为每年 0.7％，而且不受膳食中钙的质与量的影响，说明青春发育期钙供给的重要性。

钙是骨骼的主要成分之一，由于钙在体内平衡机制的调节，钙不断地从骨骼中动员，又不断地沉积到骨骼中。可用中子活化法和骨密度测量法来测定骨质中的钙含量。

③钙的食物来源及供给量标准。普通食物中，牛奶和奶制品是钙的最好来源，因为它含有理想的钙磷比值。某些海产品中的钙磷比值也是合适的，是钙和磷的丰富来源，如虾、鱼等。大豆粉、大豆制品是钙的良好来源，大豆是植物食品中富含钙、磷及高蛋白质食品，因此在学生中大力推广实施“大豆计划”，鼓励学生喝豆奶。我国制定的钙供给量标准是 10～12 岁为每日 1 000 毫克，13～15 岁为每日 1 200 毫克，16～17 岁为每日 1 000 毫克。

④促进钙吸收的因素。充足的维生素 D 对维持血清中钙的吸收利用很重要。从膳食中吸收的维生素 D 及 7-脱氢胆固醇经紫外线照射转化来的维生素 D 在肝脏转化为 25-$(OH)D_3$，继而在肾脏羟化成 1,25-$(OH)_2D_3$，它是维生素 D 的活化形式。1,25-$(OH)_2D_3$ 可使钙的吸收率高达 75％。

因此，为保证适当的钙吸收，即使母乳喂养，也应适当补充维生素D，因为母乳中维生素D含量低。另外，要增加日晒时间，乳糖能促进钙的吸收。经研究表明，牛奶中钙的吸收率为5%～38%，母乳为25%～66%。因为钙可以与乳糖形成复合物或乳糖发酵导致pH值降低等均有利于钙的吸收利用。某些蛋白质可以促进钙的利用。奶和奶制品中的蛋白质能加强钙的吸收利用。在酪蛋白消化过程中形成的无磷肽可使钙保持在溶解状态，因而可以阻止不溶性钙磷盐形成。适当的钙磷比值有利于钙的吸收。在摄入含有高磷、钙磷比值低的膳食儿童中，容易发生低钙血症和高磷血症。钙磷比值低时，在胃肠道形成钙磷沉淀物或复合物，使钙吸收受限。钙磷比值在1～2时是比较合适的。母乳钙的吸收率比牛奶高，其中磷含量低可能是一个因素。适当地摄入磷，可以降低钙排泄量，有利于钙的平衡；钙的吸收与年龄有关。据国外学者报道，早产儿对母乳中钙的吸收率为71%～80%，正常婴儿为44%～60%，处于生长发育迅速期的儿童摄入钙的吸收率高达75%，而成年人仅为30%～60%。

⑤胃肠道pH值对钙吸收的影响。钙复合物必须分解后，钙才能被吸收。钙盐在pH<5时溶解，因此胃酸的分泌有助于钙的溶解和吸收。

⑥抑制钙吸收的因素。草酸与食物中的钙可形成不溶性钙盐，抑制钙吸收。蔬菜中含有很高的草酸，如菠菜、苋菜、马齿苋、干菜叶等，可以通过水煮后使草酸溶解于菜水

中而除去。青头萝卜、甘蓝等蔬菜含草酸低，是钙的良好来源。

⑦钙缺乏引起的疾病。最常见的是佝偻病。青春期青少年的佝偻病又称迟发或晚期佝偻病，还有人称为青春期佝偻病，主要特点为乏力、易倦、多汗、头晕、耐力差、腿痛，自述四肢麻木、指趾及腓肠肌抽筋等现象，时有夜惊、兴奋、少眠等睡眠障碍表现。体征方面常见牙齿排列不整齐、门牙边缘呈锯齿状，有肋骨串珠，方颅，有脊柱侧弯，下肢可能形成“X”形或“O”形腿。

(2)铁：铁在机体的代谢中有着重要的地位。因为食物铁的吸收率较低，容易导致铁缺乏。铁在体内大部分以血红蛋白的形式存在，占总铁量的70%，6%存在于肌红蛋白中，其余的以其他的形式存在，包括细胞色素酶、过氧化氢酶、过氧化物酶及铁蛋白。

①铁的主要生理功能。制造血红蛋白，参与氧的运输、交换和组织呼吸，与能量的代谢关系密切，它也是某些酶的重要成分。如果铁供给不足将造成缺铁，缺铁的青少年容易疲劳、学习注意力不集中、全身乏力，严重者可导致缺铁性贫血。

②影响铁吸收因素。食物中的铁有两种形式存在，一种是血红蛋白铁，主要来源于动物食品中的血红蛋白、肌红蛋白，如肉、鱼、肝、蛋类等，在胃酸和胃蛋白酶的作用下，分解成血红素和珠蛋白，血红素分子进入肠黏膜细胞，在血红素

氧化酶作用下，铁从卟啉环上脱出，吸收入血液或贮存。血红蛋白铁一般不受其他各种因素的影响，且形成的氨基酸有利于铁的吸收。血红蛋白铁吸收率较高在10%～20%之间；另一种是非血红蛋白铁，主要来源于植物性食物，在食物中多以三价铁存在，经过溶解，离子化还原成二价铁，主要在十二指肠吸收，由肠黏膜细胞上的受体所吸收。非血红蛋白铁受其他膳食因素影响很大，同时摄入食物中的草酸盐、磷酸盐、植酸盐，茶叶中的鞣酸均可与铁结合成不溶状态，抑制铁的吸收。非血红蛋白铁吸收率较低约在5%左右。有的物质能够与铁螯合形成小分子量的可溶性单体，可阻止铁沉淀，促进铁的吸收，如维生素C、半胱氨酸、某些单糖和有机酸有促进非血红蛋白铁吸收的作用。进餐时喝不同饮料也会影响膳食铁的吸收，喝水时铁吸收为100%，牛奶为40%～50%。喝茶水因其中含有鞣酸而使铁吸收率只有25%，咖啡亦有抑制铁吸收的作用，但低于茶的抑制作用。机体状况也影响铁的吸收，儿童时期铁的吸收较成人高，机体缺铁时吸收率较高，胃肠道疾病患者和胃酸缺乏时铁的吸收率降低。

③青春期铁的供给标准。我国规定10～12岁，每日每人应供给铁12毫克；13～17岁男性是15毫克，女性是20毫克。1～17岁正常情况下每日铁的需要量见表3。

表3　1～17岁正常情况下每日铁的需要量(mg)

年龄(岁)	正常损失	月　经	生　长	总需要
1	0.25	—	0.8	1.05
7	0.50	—	0.3	0.80
13～17男	0.75	—	0.5	1.25
13～17女	0.75	0.6	0.5	1.85

(3)锌:锌是生长发育必需的微量元素。成人体内含锌2克,60%存在于肌肉中,30%存在骨骼,其余10%存在于其他组织。

①锌的主要作用。锌对生长发育极为重要,据研究,它是体内50多种酶及胰岛素的组成成分,在核酸代谢与细胞生成方面起着重要的作用;锌可促进创伤和溃疡的愈合,可扩张血管,改善血液循环,减轻组织损伤;锌对脑和智力发育有重要作用;锌能增强机体免疫力;锌对性发育、性成熟有直接影响;锌还参与维生素A代谢,并与暗适应、味觉有关系。

②锌缺乏的主要原因。锌摄入量不足,锌主要存在动物性食物中,如瘦肉类、肝脏、蛋黄等含量最丰富,植物性食物中以海带、紫菜含锌量最高;体内锌的吸收不良可导致缺锌,食物中组氨酸、胱氨酸及谷氨酸易与锌结合促进锌的吸收,食物中的纤维素、植物盐阻碍锌的吸收;锌的需要量增加,如在青春发育期、妊娠期、哺乳期,都可能导致锌的缺乏。另外,锌被吸收后,通过尿、粪便及汗液排出,如多尿或多汗也

可引起锌丢失。

如果食物中长期缺锌，核酸和蛋白质合成障碍、分解加速，同时生长激素合成及分泌减少，会引起发育迟缓、性发育与性成熟延迟、智力低下、机体抵抗力降低、伤口不易愈合并有皮肤损害等。我国各年龄段人群锌的供给标准见表 4。

表 4 各年龄段正常情况下每日锌的需要量

年　龄	<6 个月	7～12 个月	1～10 岁	11～18 岁	成年人	孕妇、乳母
供给量(mg)	3	5	10	15	20	25

③预防锌缺乏的措施。增加动物性食品，尤其在青春发育期。我国的膳食结构是以谷类、蔬菜等植物性食物为主。食物中不仅含锌量低，还含有影响锌吸收利用的纤维素和植物盐，使本来锌摄取量低的青少年对锌的吸收利用更显不足，这是造成缺锌的主要原因。因此，要预防锌缺乏，必须增加动物食品。食用发酵食品和豆类发芽(如豆芽菜)，可使植物盐分解，促进锌的吸收。食用锌的强化谷类和牛奶，可增加锌的摄入量。“边缘性缺锌”是较多见的轻度缺锌状态。此时青少年一般体检无明显异常，但身高处于低的百分位数，味觉减退，厌食，头发锌值多低于 90PPm。补充硫酸锌后食欲改变，身高增长，头发锌含量增高。因此，对缺乏锌的青少年应及早发现，尽早纠正效果较好。

(4)碘：碘是构成甲状腺激素的主要成分，它以有机碘和无机碘的形式从消化道吸收，然后很快被甲状腺摄取。成年人体内含碘20～50毫克，其中75%以甲状腺球蛋白的形式贮存于甲状腺内。进入体内的碘大部分从尿中排出，少量从粪便中排出，当碘处于平衡状态时，尿碘可以反映碘的摄入量。

①碘的主要作用。碘是合成甲状腺激素的重要成分。甲状腺激素是调节人体物质代谢的重要激素，主要调节热能代谢；对蛋白质、脂肪、糖类的代谢也有促进作用；可促进生长、发育和成熟，并且兴奋神经系统，还具有调节自主神经功能。碘缺乏，食物中碘的摄入不足，可使甲状腺激素合成及分泌量减少，导致甲状腺功能低下，可严重影响青春期青少年生长发育和智力发育，严重者发生地方性甲状腺肿。摄入过量的碘同样可引起甲状腺肿、甲状腺炎和甲状腺功能障碍。据报道，90%弱智儿童的病因与缺碘有关。

②我国碘的供给量标准。1989年我国制定的碘供给量标准不分性别，7～12岁每日为120微克，13～17岁每日为150微克，与美国供给量标准相似。美国1980年制定的碘供给量标准为6岁以上除孕妇、乳母外均为每人每日150微克。

食物中的碘占碘总摄入量的80%～90%。动物性食品中含碘量高于植物性食物，以各种海产品的含碘量最多，如海带含碘240 000微克/千克干重；紫菜18 000微克/千克干重，海蜇1 320微克/千克干重等。碘进入胃肠道1～3小时，可完全吸收进入血液，入血后 30% 为甲状腺所利用，其余部分由肾脏排出。

③缺碘的原因。甲状腺对碘的需要量大大增加，如青春期、妊娠期、哺乳期，以及其他应激状况下，当摄入碘量相对不足时，均可诱发或加重甲状腺肿；碘的摄入量不足，尤其在青春发育期生长加速，这时需要大量的碘合成甲状腺激素以供生长需要。而供给量不够，常常形成代偿性甲状腺肿大。

④甲状腺肿的预防。经常食用含碘丰富的海产品，尤其在青春发育期、妊娠期及哺乳期；在缺碘地区，采用食盐加碘的方法有良好效果，保证每人每天摄入 100～200 微克为宜；在贫穷地区可用碘化油肌内注射进行预防。甲状腺肿的早期病例以用碘剂治疗为宜，每天服用 5%碘化钾 2 毫升，20 天为 1 个疗程，1 个月后再服用 20 天，效果较好。

此外，铜、镁、硒等微量元素也是身体发育和生命活动所不可缺少的微量元素。

5. 维生素　维生素是一类需要量很少，却又是维持人体正常生理功能所必需的有机化合物。它不供给能量，也不是机体的组成成分，但却是维持人体正常生长发育、繁殖等所必需的营养素。一般在体内不能合成或合成量很少，必须从食物中摄取，以满足机体的需要。日常膳食中某种维生素长期缺乏或不足，可引起代谢紊乱和出现病理改变，形成维生素缺乏症，严重时可导致死亡。

维生素现已发现有 20 多种，根据维生素的溶解性质分为脂溶性维生素和水溶性维生素两大类。常见的脂溶性维生素为维生素A、维生素D、维生素E、维生素K。水溶性维生素有B族维生素和维生素C等。脂溶性维生素吸收和转运的方式与脂类相似，当脂肪吸收不良时，脂溶性维生素吸收亦较差。脂溶性维生素缺乏时症状出现较缓慢，因为脂溶性维生素摄入量超过需要量时，不易排出体外，而被储存于体内，逐渐积累起来，对机体造成不良影响，引起中毒。例如，摄入大量的维生素A和维生素D可导致蓄积中毒。水溶性维生素不能在体内储存，摄入过多可从尿液排出体外，供给不足时，在短时间内就可出现缺乏症状。

(1)维生素A和胡萝卜素：胡萝卜素在人体内可以转变为维生素A，所以又称维生素A原，它和维生素A有同样的功能。维生素A只存在于动物性食品中，植物性食物只含有维生素A原。维生素A与视力关系密切，尤其是暗适应。眼的光感受器是视网膜中的杆状细胞和锥状细胞，它们对光的感受依赖于对光敏感的色素，而这些色素的形成和生理功能均依赖于维生素A的存在。如果维生素A的供给不足，暗适应时间延长，严重者产生夜盲症。维生素A还是维持上皮组织健康所必需的物质，如果维生素A缺乏，可引起上皮组织的改变，如腺体分泌减少、皮肤干燥角化及增生。维生素A还能影响骨骼的发育与机体的正常生长，如果缺乏，骨骼钙化不良，肝脏中的氨基酸合成蛋白质减慢，致使生长发育障碍。另外，维生素A还与贫血、食欲、味觉、听力等有关系。

现在国际上通用视黄醇当量微克来表示单位；1 国际单位维生素 A 等于 0.3 视黄醇当量微克，1 微克胡萝卜素等于 0.167 视黄醇当量微克。我国于 1988 年制定的供给标准：维生素 A 不分性别，6～12 岁为每天 750 视黄醇当量微克，13～17 岁为 800 视黄醇当量微克。在质量上最好是供给量的 1/3 来源于维生素 A，2/3 来源于胡萝卜素。17 岁以上者每日 800～1 000 视黄醇当量微克。

维生素 A 在各种动物的肝脏中含量最多，胡萝卜素存在于植物性食物中，在红、绿、黄色蔬菜中含量丰富。

(2)维生素 D：维生素 D 与骨骼、牙齿的生长有着密切的关系，它能促进钙、磷在肠道的吸收和在骨骼中的沉积。儿童青少年若缺乏维生素 D 则生长缓慢，骨骼、牙齿钙化不良，容易患佝偻病。

维生素 D 的来源有两条途径：一是来源于食物，主要是动物性食物，如鸡蛋、牛奶、鱼肝油、黄油等。二是来源于机体的自身合成，人体的皮肤中含有 7-脱氢胆固醇，经阳光紫外线照射后可以转变成维生素 D，所以经常接触阳光是预防维生素 D 缺乏的有效方法。

1988 年我国制定维生素 D 每日供给标准：16 岁以下为 10 微克，16～17 岁为 5 微克；17 岁以上每日 5～10 微克。

(3)维生素 B_1：化学名为硫胺素，维生素 B_1 是糖类氧化过程中所需酶的辅酶，参与丙酮酸的转变和氧化脱羧反应。

正常情况下，大脑及神经系统主要是从葡萄糖获取能量，当维生素 B_1 缺乏时，神经组织的能量供应受到影响。由于人体脑组织及周围神经几乎完全利用糖类作为能源，因而此时会发生多发性神经炎、肌肉酸痛和压痛，并有针刺感，还常常伴有头痛、健忘、注意力不集中、食欲减退等。

①需要量。通常建议维生素 B_1 每日的供给量应为 11～12 岁 1.3 毫克；13～15 岁男性 1.6 毫克，女性 1.5 毫克；16～17 岁男性 1.8 毫克，女性 1.6 毫克。17 岁以上每日 1.6 毫克。

②含维生素 B_1 丰富的食物。谷类、豆类、干果类、猪瘦肉、动物内脏等。我国人民，维生素 B_1 的主要来源是谷类，基本不缺，但是由于谷物碾磨太精或烹调加工不当，维生素 B_1 损失过多，也可发生维生素 B_1 的缺乏。

(4)维生素 B_2：维生素 B_2 又名核黄素，具有氧化还原特征，是黄酶辅酶的组成成分。无论是黄素单核苷酸还是黄素嘌呤二核苷酸，均在体内的生物氧化过程中作为电子传递或递氢体，在代谢中具有重要的生理作用，因而为机体的健康和正常生长所必需，否则生长缓慢。在青春期缺乏维生素 B_2，男性多表现为阴囊炎，阴囊皮肤糜烂、脱屑、皲裂，有时合并感染；女性为阴唇炎，会阴发炎，外阴痒等。

动物性食物中含量较高，以动物的肝脏、肾脏、心脏的含量最高，其次是奶类和蛋类，绿色蔬菜和豆类中维生素 B_2 的含量也比较多。我国维生素 B_2 缺乏发生率较高，原因是动物性食品摄入较少。维生素 B_2 的供给量标准与维生素 B_1 相同。

(5)维生素 C:维生素 C 又名抗坏血酸。它的生理功能是促进胶原的形成,当维生素 C 缺乏时,胶原等细胞间质的合成就会发生障碍,使伤口不易愈合,毛细血管脆性增加,造成牙龈、皮下等处出血。维生素 C 与谷胱甘肽相互作用,提供巯基,巯基可以与进入体内的某些毒物结合达到解毒作用。维生素 C 可以增强人体的抵抗力。维生素 C 能促进抗体形成,提高白细胞的吞噬作用。维生素 C 是一种还原剂,可将运铁蛋白中的三价铁还原为二价铁,促进铁的吸收,也有促进叶酸利用和钙吸收的作用。维生素 C 参与胆固醇转变为胆汁酸的过程,使体内多余的胆固醇排出,预防动脉粥样硬化。维生素 C 参与组织细胞的氧化还原反应,与体内多种物质的代谢有关。充足的维生素 C 有促进生长发育,增强体质,减少疲劳的作用。

维生素 C 主要存在于植物性食品中,尤其是新鲜蔬菜、水果含量丰富。

我国制定的维生素 C 供给量标准:每日 10～12 岁为 50 毫克,13～17 岁为 60 毫克。当感冒、外伤,发热时或夏天出汗过多时,应增加维生素 C 的摄入。

6. 膳食纤维　是指一类在体内不能消化吸收与产热能的物质,它的主要功能是帮助消化道蠕动并排出食物残渣与各种对机体无益甚至有害的物质,俗称为“消化道的清道夫”

或“胃肠道的卫士”，可以预防和减少消化道疾病发生，尤其是消化道癌症，如结肠癌、直肠癌等。膳食纤维主要存在于植物性食物中。

当前，许多儿童青少年不喜爱吃蔬菜和水果，热衷于吃肯德基、麦当劳等快餐食品，其实这些食品不仅营养素单一，还含有不利于青少年健康发育的因素，在国外称为“垃圾食品”。所以，家长要多为孩子制备色香味俱佳富含维生素与膳食纤维等多种营养素的食品，以确保和促进他们的健康与发育。

7. 水 水也是营养素之一，人体60%以上为水分，儿童体内含水量更多。所以，家长要保证他们足量的水供给。

当前，家长与孩子往往将各种饮料当水喝，其实是不科学的，虽然这些饮料中有水分，但其中还含有各种其他物质，这些物质对青少年的健康与发育不一定有益，有的还有害。多喝白开水才是最佳补充水分的方法。

（三）青春期的热能供给量

热能是供给机体生存及各种活动的基础。膳食中的三大营养素——蛋白质、脂肪、糖类是产生热能的物质，又称产热营养素。热能的单位是指1000毫升水由15℃升高1℃所需要的能量，在营养学上以千卡（Kcal）表示，目前国际上采用千焦（kJ）表示热能。换算如下，1kcal＝4.184kJ；1kJ＝

0.239kcal。

1. 青春期的热能需要量

(1)基础代谢:基础代谢是指在清醒安静状态下,以维持人体功能所必需的最低能量,包括维持体温、肌肉张力、心跳、呼吸、肠蠕动等基本生理活动代谢所需的能量。婴幼儿基础代谢所需能量占总热能的60%,1岁以内每日需230.12千焦/千克,以后年龄渐增,需要热能便相应减少,7岁时每日约需热能184.1千焦/千克,12～13岁时,每日只需104.6～125.52千焦/千克,基本与成人相同。

(2)各种活动:肌肉活动所需的热能占机体热能消耗的主要部分,小儿所需这项热能的多少与活动强度成正比,即活动量愈大,热能的消耗也就愈大。1岁以内婴儿每日需83.68千焦/千克,好哭多动的小儿比安静少哭的婴儿的热能消耗可高出3～4倍。随年龄的增加,需要量亦相应增长,到12～13岁时,每日需125.52～167.36千焦/千克。

(3)生长发育:青少年处于不断生长发育阶段,必须有足够的热能作保证。所需的热能与生长发育速度成正比,它占总热能的比例大致为:学龄前儿童15%～16%,学龄初期儿童为10%,青春发育期少年13%～15%。由于生长发育的过程是一个动力学过程,所以每日生长所需热能是可变的。学龄期的儿童青少年,男女之间的热能需要量随着年龄增长逐渐拉大距离,这是由于消耗程度差别带来的。如6岁时,男孩每日热能消耗量比女孩高460.5千焦,10岁时约高

837.4 千焦，12 岁时约高 1 256 千焦，14 岁时约高 1 674.7 千焦，16 岁时约高 2 637.5 千焦，18 岁时约高 3 894 千焦。

青春期的热能需要量很大，并且与机体生长发育相关程度比同年龄相关程度密切。在青春期生长突增的几年间，每日生长发育对热能的需求量比学龄初期明显加大，如 4 岁时每日每千克体重需要热能为 33.5～41.8 千焦，而 14 岁时每日每千克体重需要热能增加到 58.6 千焦。

(4)食物特殊动力作用：进食后，虽然与进食前同样处于安静状态，但机体的热能消耗往往要比进食前有所增加。食物这种刺激能量代谢的作用称为食物特殊动力作用。

(5)排泄与分泌：人体每天摄入的食物不能完全被吸收，一部分食物未经消化吸收就排出体外。摄取混合食物的正常青少年，在排泄中所消耗的热能通常不超过 10%。

2. 营养不良，热能不足的影响 不适宜的膳食可以引起青少年热能摄入不足。对此初期尚可“适应”，若进一步减少到需要量的 80% 以下，则可出现体重下降，生长速度减慢，学习能力低下，并且对周围环境反应迟钝。可见，保证足够热能供给对青少年身心健康发育是必备的条件。评估热能还应考虑热能来源是否适宜，对青少年以总热能的 12%～15%来源于蛋白质，25%～30%来源于脂类，55%～65%来源于糖类为宜。

(四)大脑发育与智商提高必需营养充足且全面

营养对大脑发育与智力的影响至关重要,营养与脑的正常生长及与中枢神经系统的正常功能有密切关系。脑是体内能量代谢最活跃的一个器官。葡萄糖是脑能量的主要来源,脑所需要的能量几乎全部来自葡萄糖的有氧氧化代谢,脑利用氧和葡萄糖的速率很快,一个正常青年人的大脑每分钟要消耗 49 毫升的氧,利用的葡萄糖为 77 毫克。脑内氧及葡萄糖的贮存量很少,故脑需要不断地从血液中摄取所需要的氧与葡萄糖。

脑的蛋白质营养很重要。脑细胞中氨基酸代谢及蛋白质合成非常活跃。脑细胞的增殖肥大需要蛋白质,神经递质的合成需要一些特殊的氨基酸,如儿茶酚胺的合成需要酪氨酸,色氨酸是 5-羟色胺的前体物质,胆固醇及其他固醇类的合成需要亮氨酸。蛋白质的摄入不足会影响脑内蛋白质及神经递质的合成。脂质对脑组织也很重要。在大脑成熟过程中,随年龄的增长,大脑白质内总蛋白质量逐渐减少而脂质逐渐增加。髓鞘膜含脂质量占总脂质的 50%。当髓鞘形成时,脑细胞内脂质、胆固醇增加,故维持脑组织的正常结构及成分需要足够的必需脂肪酸。

各种矿物质和维生素,尤其是 B 族维生素,如维生素 B_1、

维生素 B_2、维生素 B_{12}、叶酸，以及钙、磷、铁、锌等积极参与脑细胞代谢，是重要的神经营养物质，如维生素 B_{12} 与叶酸共同参与合成 DNA，促进大脑发育。营养素的摄入不足可明显影响脑的生长发育，使儿童青少年脑重量低于同龄正常者，总胆固醇含量、总磷脂含量均低于同龄正常者。营养不良对脑生长的影响程度与发生的时间有关。正常脑组织是按年月顺序完成其生长发育过程的。如营养不良发生在早期细胞复制时期，其影响程度是比较严重的。因为脑发育迅猛时期是胎龄 18 周至出生后 2 周岁，而最关键的是妊娠后 3 个月（即妊娠第 7、8、9 月）至出生后 6 个月。脑细胞的增殖具有“一次性完成”的特点，错过时机很难补偿。大脑神经组织的生长分增殖、增殖同时增大、增大和成熟 4 个生长阶段。其中，头两个阶段出现在胎儿中后期到出生后 6 个月，是脑细胞数量大量增加的脑组织生长关键期。此时若有严重的蛋白质缺乏所致营养不良，脑细胞的分裂、增殖速度会明显减慢，即使以后采取各种积极的干预措施、想赶上同龄儿童的生长发育速度也不能完全实现，其智力也将受到严重的影响。

由此可知，如营养不良发生在早期脑细胞的增殖期，则影响脑细胞的分裂——细胞分裂期缩短、细胞数量相对减少，即使以后增加进食，加强营养，细胞总数也不能恢复正常。如营养不良发生在细胞的增大期则影响细胞的正常增大。但如果加强营养，增加进食，细胞大小是可以恢复好的。

综上所述，青少年长期严重的营养不良，尤其是蛋白质、热能摄入不足，可影响大脑的正常发育及日后的学习能力。婴幼儿期严重营养不良的儿童头围比正常儿童小，智商较低，情感淡漠。到6～7岁时阅读书写有困难，理解力差，学习能力低下。

营养对青春期青少年的智力活动影响也是很大的。例如，学习智力活动的效率高低取决于大脑细胞能否获得稳定的血糖供应所产生的能量；脑神经元和神经胶质细胞的成熟和代谢有赖于许多必需氨基酸。其中，谷氨酸可纠正脑细胞的生化缺陷；酪氨酸直接参与脑细胞的功能演进过程和神经环路的构成；色氨酸是5-羟色胺（一种重要的抑制性中枢神经递质）的前体，能促进注意力、记忆功能的改善。糖、蛋白质、脂肪、胆固醇等组成各种脑磷脂、髓鞘磷脂、糖脂、糖蛋白、脂蛋白等，有的参加脑细胞的核酸代谢；有的组成神经髓鞘，有的参与记忆过程中新蛋白质分子的合成。各种矿物质和维生素，尤其是B族维生素类，由于都参与神经系统的生物氧化和功能维持，因而都是促进智力发育所必需的神经营养物质。

（五）生长发育必须科学营养

营养是生长发育的物质基础，尤其是足够的热能和优质蛋白质、各种维生素、矿物质及微量元素等，更为生长发育迅速、新陈代谢旺盛的青少年所必需。保证代谢的同化过程超过异化过程，才能获得充分的发育。新生儿要比成人多消耗2～3倍的热能。3～6个月的婴儿每天有15%～23%热能用于生长发育。小学生每天约有10%热能供给生长发育。中学生则有13%～15%热能用于生长发育。儿童期每增加0.1千克的新组织要消耗20千焦的热能。青春期生长突增阶段，对热能、蛋白质、钙、磷、铁等营养素的需求量更大。

我国青春期青少年不同年龄能量供给的标准见表5。

表5　我国青春期青少年能量供给标准　（千卡/每日每人）

年龄（岁）	10	11	12	13～15	16～17
男	2100	2200	2300	2400	2800
女	2000	2100	2200	2300	2400

青春期青少年的营养素缺乏最常见又最重要的一种类型是蛋白-能量营养不良。青少年早期营养不良以新生儿出生体重过低，即出生体重低于2 500克。5岁以下儿童营养不良以等于或低于同龄儿童标准体重80%为标准。营养不良对青少年生长发育和健康的影响与营养不良发生的时间、严重程度、持续久暂等因素有关。

现时营养不良主要表现为体重下降，身体消瘦；慢性长期营养不良时可出现不同程度的发育迟缓，甚至发育停滞，主要表现为身材矮小，体重水平也相应地减少。显著改善儿童青少年营养供给，可使营养不良青少年加速生长，赶上或接近正常发育水平；如果慢性长期营养不良青少年现时仍然营养不足，则表现为矮小加消瘦。

青春期青少年营养不良对骨龄、恒牙萌出时间、女生月经初潮和青春期生长发育突增都有直接影响。青春期生长发育突增的时间推迟是慢性长期营养不良的结果，突增的幅度减小是现时营养不良的表现。长期营养不良可使青少年的骨骼长度增加过程减慢，成熟过程受阻，出现营养不良性矮小症。

（六）青春期的饮食健康

青春期是一个人生长发育的高峰时期，身高每年至少增长6～8厘米，体重每年平均增加6～8千克，完成这个飞跃过程所需的物质和能量来源于食物。青春期对能量的要求比普通成人多，因此对营养的需求就显得更为重要。青春期除了要保证每日有足够的主食摄入量外，还要根据其特点，特别注意以下几个方面的需求。

1. 保证钙的摄入　青春期是第二次生长发育高峰，身高的增长主要是长骨的生长，骨骼的发育要有充足的钙质。钙的最好来源是奶、奶制品和虾皮，因此每日膳食不可缺少奶类。当前，部分中小学为学生提供250毫升左右的牛奶是值得推广的措施。

2. 保证铁的摄入　身体组织的生长和造血需要铁，供给不足则可引发贫血，特别是青春期女孩开始来月经，铁的丢失增多，膳食中要注意补充富含铁的食物，如动物肝脏、瘦肉、蛋黄、黑木耳、血豆腐等，同时还要吃些含维生素C的新鲜蔬果，以促进铁的吸收。

3. 保证锌的摄入 锌对青春期生长发育甚为重要，缺锌引起生长缓慢，锌还与性腺关系密切，缺锌会影响生殖系统发育。含锌多的食物有海产品、瘦肉、坚果等。

4. 保证碘的摄入 碘在青春期营养中的地位十分重要，缺碘后生长发育明显缓慢，缺碘还会引起甲状腺肿大。海产品中含碘普遍丰富，日常饮食应多吃海带、带鱼等海产品。

5. 吃好早餐和适时补充课间餐 青春期体格发育极为迅猛，加上学习紧张、活动量大，早餐的营养显得非常重要，早餐一定要吃，且要吃好吃饱。对青春期的饮食提倡补充课间餐，这样既可保证身体正常发育所需的营养，又可提高其学习效率。

6. 避免盲目节食 青春期少女正需要充足营养促进发育，切不可为追求时尚，为保持身材苗条而节食，以免引起身体代谢紊乱，影响健康发育。

(七)让青少年保持正常食欲有利健康

青少年的偏食和厌食一直是家长常常抱怨的问题，若不给予及时纠正，长此以往，会造成营养不平衡或缺乏，对孩子生长发育不利。偏食的预防越早越好，4～6 岁后纠正就困难了。家长首先要以身作则，不要常说这“好吃”，那“不好吃”，而影响孩子。纠正偏食要有耐心，从少量开始，逐步增加。还可以将爱吃和不爱吃的食物掺在一起，大人以身示范，孩子看大人吃得香，也会跟着吃起来。

怎样使孩子保持正常的食欲呢？

第一，要有规律地进餐，养成良好的饮食习惯。4～6 岁的孩子两餐之间大约需间隔 3 个小时，即可产生空腹感。食欲和空腹感有着密切的联系，当孩子有食欲时，家长要尽量做些可口饭菜，常换些花样，荤素搭配，不要认为精粮细面和大鱼大肉才是好食物。孩子总认为别人家的饭菜香，自家肉饺子不好吃，抢着吃人家的窝窝头，就是因为好奇，爱换换口味。

第二，有一个良好的进餐环境很重要。心情不好会抑制摄食中枢，导致没有食欲。边吃饭边训斥孩子，更会影响胃消化液的正常分泌，吃进的食物也不利于吸收，因此不要强迫孩子吃饭。席间家长应讨论今天的饭菜如何如何好吃，诱导孩子发生兴趣，当孩子吃得多时，应给予表扬。

第三，吃零食要有节制。青少年生长发育需要的营养多，两餐间加一些点心、水果、牛奶是很好的，可弥补他们的营养需求。但应尽量少吃油炸、糖渍及其他能量高又无营养素的零食。频繁的进食，会使消化器官不停地工作，胃肠道得不到休息，会破坏人体的“生物钟”，以致产生该吃饭时不想吃，从而影响主餐的正常进食。

无论偏食还是厌食，均能影响青少年的营养状况和生长发育，更会影响将来的生活方式。因此，家长应该耐心地从小培养孩子养成好的饮食习惯。

（八）青春期女孩饮食细则

青春期的女孩对热能的需求量较大，每天需要的热能为2 600～2 700千卡，要比成年女性多。青春期女孩生长发育的速度会达到一个高峰，而青春期发育的好坏，直接影响着以后的健康状况。为了使青春期的身体发育良好，在饮食上应该多加注意。因为进入青春期的女孩月经开始来潮，身体变化较男孩更明显，对营养的需求有其特殊性。

1. 热能需求大，早饭要吃好 青春期的女孩对热能的需求量较大。这些热能主要来源为糖、脂肪和蛋白质。有些青春期女孩不吃早饭或不吃饱，热能的供应明显不足，会影响生长发育，所以早饭一定要吃好。

2. 营养补充要全面，忌挑食 青春期女孩对于蛋白质、矿物质、水分的需求相当大，而且还要全面。女性对蛋白质的需要量为每日80～90克。不同的食物中蛋白质的组成即氨基酸的种类不尽相同，所以吃的食物应该多种多样，这样才可以使氨基酸的补充全面。

3. 经期忌生冷、辛辣食物　青春期女孩要注意在经期避免食用某些食物，否则容易造成身体的损害。生冷类，即中医所说的寒性食物，如梨、香蕉、荸荠、石耳、石花、地耳等。这些食物大多有清热解毒、滋阴降火的功效，在平时食用是有益于人体的，但在月经期却应尽量不吃或少吃，否则容易造成痛经、月经不调等。辛辣类如肉桂、花椒、丁香、胡椒等，这类食品都是佐料，平时菜中放一些辣椒等，可使菜的味道变得更好。可是，在月经期的女孩却不宜食用这些辛辣刺激性食物，否则容易导致痛经、经血过多等。

（九）青春期男孩饮食细则

在青春期前，男孩和女孩的身高都差不多，但在经历了10 年左右的青春期后，男孩与女孩的身高一下子就拉开了。对此，专家认为：青春期男孩发育迅猛而不协调，身高增长快而体重增加慢；纵向发育快而横向发育慢；骨骼发育快而肌肉发育慢。这种"三快三慢"的特点，让青春期男孩对于营养摄入有着特殊的需求，与之相应的，青春期男孩在饮食上应注意以下几个方面。

1. 膳食注意"二高"需要　"二高"即为高热能和高蛋白。青春发育期，男性青少年生长发育需要食物中提供充足的热能，况且他们的基础代谢增高，体力活动增加也需要较多的热能维持，因而每日供给的食物中要保证有足够的热能及蛋白质。

动物食品如鸡、鱼、猪、牛、蛋、乳类等都是蛋白质最好的来源。在动物食品不能每日供应充足的情况下，要利用我国盛产大豆的资源，从中摄取植物蛋白质，以保证青少年每日蛋白质的需求量。经常摄入豆制品，既能改善膳食花样，又能增加营养。

2. 谷类食物摄入十分重要 在安排青少年高热能、高蛋白的膳食时，应以平衡膳食，全面营养为原则，既考虑他们所需热能、蛋白质、糖类，也应安排好各种维生素、矿物质的摄入，选择食物要广泛，主、副食搭配。谷类食物包括稻米、面粉、小米、玉米及甜薯等。它们是人体热能的主要来源，同时谷类供给的蛋白质、矿物质和 B 族维生素也在膳食中占一定比例，谷类食物来源广泛、经济，是我国青少年每日膳食的重要部分。一般来说，13～17 岁的青少年，每日进餐主食不应少于 500 克，否则时间长了必然带来不良后果。

3. 多食含钙、磷等矿物质的食物 男孩除要摄入谷类、动物食品外，还应注意多食海产品、蔬菜、水果等。因男孩青春期骨骼发育较快，应多食含钙、磷等矿物质丰富的食物，如虾皮、海带、乳制品、豆制品等。每天应食 400～500 克新鲜蔬菜，以保证维生素、矿物质和膳食纤维素的摄入。

4. 远离垃圾食品 有些男孩食欲好，偏爱肉类煎炸食品，尤其市场上各种中西快餐店应运而生，制作的含高脂肪、高糖、高蛋白质食品，如炸鸡、汉堡包、三明治、冰淇淋吸引孩子们。过多食用这种快餐食品，对身体有害无益，暴饮暴食也会伤脾胃，影响其他食物摄入，而且会发生肥胖和增加患心血管疾病的因素。因此，要想给身体打下良好基础，就应高度重视青春期合理营养。

（十）克服青春期不良饮食习惯

1. 边吃饭边玩手机或边看电视　不少青少年吃饭时边吃饭边玩手机，或端着饭碗跑到电视机前，眼睛盯着屏幕，嘴巴做着机械式的咀嚼，筷子往嘴里塞着食物。长此以往，就会使肠胃功能减退，导致营养不良。

2. 常吃高油脂的快餐　常吃高温油炸鸡块、薯条或汉堡，吃进了高热能却没吃够营养。国外认为"麦当劳""肯德基"之类的食品为垃圾食品。

3. 偏食肉和蔬菜　有些青少年是"荤食主义者"，往往很小就开始不吃蔬菜，几年下来个头没有同龄人高，体检的各项指标都与同龄人有差距，健康状况也不好，便秘、气色不好。相反，有的青少年只吃菜不吃肉，各项发育指标同样不理想，导致孩子营养不良，易感冒，身体抵抗力和免疫力均差。因此合理膳食，均衡搭配很重要。

4. 零食当正餐　零食都是高热能的食物，营养成分不全面，尤其蛋糕、奶油一类的食物含有大量反式脂肪酸，吃多了会严重影响孩子的生长发育。而且吃零食过多会影响食欲，妨碍正餐的摄入量，导致孩子营养不良，从而影响身体正常健康地发育。

5. 不吃早餐 来不及吃或是觉得不饿，小看早餐的重要性。早餐是提供一天活动力的能量来源。现在的健康理念是：早餐吃好，中餐吃饱，晚餐吃少。

6. 刺激性饮食 吃太多烧烤、油炸、麻辣等刺激性食物和过量的咖啡、茶叶、冷饮、巧克力，会影响身体健康，也可能造成食管中胃酸过多反流，甚至伤害声带。

（十一）青春期不宜节食减肥

一些青少年进入青春期后惧怕发胖，尤其是女孩子，一味节食，甚至造成青春期厌食症。青春期是人体生长发育最旺盛的时期，营养缺乏所造成的危害极大。

节食会导致人体所需的热能不足。青春期人体代谢旺盛，活动量大，机体对营养的需要相对增多，既要满足生长发育的需要，又要保证每日学习、活动的需要。每日所需要的热能一般不能少于12 552千焦（3 600千卡），假如达不到这一标准，就会影响生长发育。

总之，青春期青少年所需热能应高于成年期的25%～50%。节食必然导致蛋白质的摄入不足，造成负氮平衡，使生长发育迟缓、消瘦、抵抗力下降，智力发育亦会受到影响，严重者会发生营养不良性水肿。女孩的青春期发育较男孩早，同时伴有明显的内分泌变化，蛋白质摄入不足所引起的不良后果将更为严重。

节食会导致各种维生素的摄入不足。谷类中含有丰富的B族维生素，特别是维生素 B_2 缺乏时会发生口角炎、舌炎；蔬菜中含有大量维生素C，缺乏时可导致坏血病；维生素D缺乏可引起骨代谢异常，身材长不高或骨骼变形；维生素A缺乏可出现夜盲症。

节食可造成各种矿物质类及微量元素缺乏。钙、磷摄入不足或比例不当会直接影响骨骼发育；缺铁可导致贫血；缺锌可影响人体生长和性腺发育。

（十二）青春期应慎服中草药与补品

现在一些家长在孩子生病时，自行给孩子服中草药的现象比较普遍，他们认为服中草药比较安全，殊不知，服用中草药是很讲究对症的，若滥服，很可能会危害孩子的健康。

家庭中自行给孩子服用的中草药最常见的是清热解毒类。有些家长在孩子咽喉肿痛，或患扁桃体炎、暑疮热疖等病时，喜欢买些夏枯草、菊花、栀子、鱼腥草、淡竹叶、芦根、生地黄等中草药，或六神丸、珍珠丸等中成药给青少年服用。但是，这类中草药或中成药中含有鞣质、生物碱、挥发油及矿物质等复杂的化学成分，所以肝肾功能发育尚不完全的青少年服用后，很有可能会加重肝肾负担，损害其功能。另外，中成药服用不当会产生不良反应。例如,六神丸含有蟾酥,服用过量会引起消化、循环系统的功能紊乱,从而发生恶心、呕吐,甚至心律失常、惊厥等症;珍珠丸中有朱砂成分,少量服用能解毒、安神、明目、定惊,而超量服用或长期服用,机体受低度汞的作用,会出现牙龈肿胀、咽喉疼痛、唾液增多、恶心呕吐,以及多梦、记忆力减退,兴奋性增高、不安、失眠等精神症状。所以,家长们最好不要自配中草药给孩子服用,有需要时应咨询中医师。最好的办法还是去正规医疗机构就诊,既安全又有利于身体尽快康复。

更值得一提的是,不要随意给青少年服用补品,因为许多所谓的补品中都含有激素类物质,会影响青少年的正常生长发育。若是含有性激素的补品还会导致性早熟等病理变化与疾病。

(十三)青春期不良饮食习惯会导致疾病

不良饮食习惯对人体健康的危害是不容忽视的。营养素的摄取除了受饮食调配不当,烹调制作不合理的影响外,还与不良的饮食习惯有关。不良饮食习惯通常有以下 6 种。

1. 零食 尤其是女孩子终日瓜子、糖果等零食不断,没有正常的饮食规律,消化系统没有建立定时进餐的条件反射,使胃肠道得不到合理休息,导致食欲减退,影响正餐进食。久而久之,易造成各种营养素的缺乏。

2. 偏食 不爱吃荤菜，优质蛋白质的来源将会大大受到限制；偏食还会导致热能过剩和各种维生素及矿物质的缺乏。或者只喜欢吃大鱼大肉、大荤大油，不吃蔬菜而会导致多种维生素缺乏症。

3. 暴食 大吃大喝不但可引起胃肠功能紊乱，还可诱发各种疾病，如急性胃扩张、胃下垂、肥胖病等。油腻食物迫使胆汁和胰液大量分泌，有发生胆管疾病和胰腺炎的可能性。这些疾病会严重影响人体对营养素的摄取。

4. 快食 进食狼吞虎咽不但加重了胃的负担，而且容易发生胃炎和胃溃疡。由于食物咀嚼不细，必然导致食物消化吸收不全，从而造成各种营养素的缺失。

5. 烫食 太烫的食物容易烫伤舌头、口腔黏膜和食管，对牙齿也可能造成损害。食管烫伤留下瘢痕和炎症，也会影响对营养素的消化。

6. 咸食 爱吃咸食的人，每天食盐量大大超过正常人需要的水平。由于体内钠的潴留量增多，体液也增多，血液循环增快而使心肾负担过重，可引起高血压等疾病。世界卫生组织明文规定，每人每天食盐摄入量不得超过 6 克。

（十四）青春期怎样判断身体是否肥胖

肥胖症是目前世界范围内最受瞩目的营养性疾病之一。当今国内外许多营养学专家认为，小儿肥胖症是成年冠心病、高血压、糖尿病的先驱症。在医学界，对肥胖已不再像过去那样，把它当作一种症状来对待，而是把它作为一种疾病来研究，称之为“肥胖症”。据国际肥胖大会发表公报称：全世界因患肥胖症死亡的人数是因饥饿死亡人数的2倍。在欧美发达国家中，肥胖症的患病率已高达40％左右。据北京儿童医院内分泌门诊的统计，肥胖者占18.1％，有逐年上升的趋势。青少年单纯肥胖症是与生活方式密切相关的，是以过度营养、运动不足、行为异常为特征的全身脂肪组织过度增生的一种慢性疾病。单纯肥胖所指的不是由某些先天遗传性或代谢性疾病及神经和内分泌疾病引起的继发性病理性肥胖，而是单纯由某种生活行为因素所造成的肥胖。国家卫生计生委2015年发布《中国居民营养与慢性病状况概要(2015)》指出：6～17岁者超重率为9.6％、肥胖率6.4％是值得重视的。

1. 体重是否正常的判断方法

(1)一般是用各种秤测量体重，还可根据世界卫生组织(WHO)制定的标准来判断。

体重超过同性别同身高标准体重的10％为超重。

体重超过同性别同身高标准体重的20％为轻度肥胖。

体重超过同性别同身高标准体重的30％为中度肥胖。

体重超过同性别同身高标准体重的50％为重度肥胖(肥胖症)。

(2)如果在家里，家长可以按照公式来初步计算孩子的标准体重:1～12 岁的孩子体重(千克)＝实足年龄×2＋7～8(千克)。

2. 肥胖对身体有什么危害 大部分肥胖青少年的家长并未真正意识到孩子患肥胖症是一种疾病,会对其身心健康造成极大的威胁;反而错误地认为肥胖是健康的一种表现,是家庭经济实力的象征。其实,青少年肥胖的后果比成年人更为严重,这是因为青少年肥胖多为脂肪细胞增多,而脂肪细胞数量过多型肥胖较脂肪细胞体积增大型肥胖更加难治。单纯肥胖症的高发年龄多从 1～5 岁开始,约有1/3的肥胖儿会进入成年期肥胖,因而潜伏着可能患许多疾病的危险,如发生糖尿病、动脉粥样硬化、高血压、冠心病、呼吸道通气不良等。

研究证实,肥胖儿童普遍由于体型变化产生自卑感,缺乏自信心,自我感觉差,自我评价低,不愿意参加集体活动。这对于开阔视野,增长见识,提高分析问题、解决问题的能力都是不利的,久而久之,会越来越不合群而形成心理障碍。

肥胖者由于身体反应迟钝,对各种应激反应能力下降,易发生各种外伤、车祸等意外,易发生骨折及严重的肢体受伤。经过统计分析,从 1999—2003 年发生外伤的案例中,可以看到平均每学年正常体重者(除外肥胖及超重者)的外伤事故发生率为 0.56%,而肥胖及超重者的外伤事故发生人数占肥胖及超重者总数的 3.36%。由此可见,肥胖及超重者意外事故的发生率要高于正常体重者的人群,而且一旦发生意外事故的话，肥胖及超重者所造成的后果要比正常体重量者严重。

美国儿童青少年联合会状告麦当劳，因为此类食品虽然好吃，但是它使美国大多数儿童青少年成为胖墩，吃此类食品毁了整整一代人。原因就是麦当劳食品只含有高脂肪、高糖、高蛋白；缺乏维生素、矿物质及微量元素、纤维素。

3. 怎样预防与控制肥胖的发展 处于青春期的青少年正处在生长发育的关键时期，为了保证正常发育的需要，足够的营养是非常重要的。原则是保证蛋白质（低热能）的摄入，减少高热能的摄入和提高膳食质量，不盲目节食。平时应多吃些新鲜蔬果、粗粮、豆制品等，避免大吃大喝及高脂快餐、软饮料、甜食、冷饮、巧克力等。具体措施如下。

（1）适当控制进食量：尤其对单纯性肥胖者极为重要。此类患者特别是高脂肪及高糖类饮食要加以严格控制，饮食情况包括饮食习惯、质量及数量都应加以调整。对于轻中度肥胖者，应尽最大努力少吃额外食物，希望能达到每半月减轻体重1～2千克，直至达到正常标准体重。

（2）能量控制的目标：应该比平常孩子的能量供给降低20%左右，其中约50%的能量来自糖类，25%来自脂肪，25%来自蛋白质。蛋白质的供给量应稍高一点儿。这是因为青少年正处于生长发育阶段，需要更多的蛋白质，尤其是处在减肥阶段的青少年，这样能够把减肥的不良反应减少到更小。

(3)合理运动:应选择安全,有趣味性,锻炼、效果好,便于长期坚持,能有效减少脂肪的运动项目。要让孩子知道,如果每天坚持半小时的剧烈运动,而其他的时候一有空就坐着,那是对减肥毫无意义的。

最佳的运动方案应该是,除了在户外活动时完成高密度、低强度的运动量外,还要强调每天应有一定时间的体力活动(大约累计1小时)和减少久坐的时间(每次不应超过1小时)。例如,上下楼梯自己爬,不坐电梯;家长对孩子不要过分地溺爱,要鼓励他们做些简单的家务,如扫地、铺床、洗碗、擦桌子等。

(4)培养良好的欲食及行为习惯:矫正不良的饮食行为,改变不合理的进餐习惯,避免晚餐吃得过晚、过饱;改变餐间吃零食和吃夜宵的习惯,不吃“垃圾食品”;改变狼吞虎咽的习惯,提倡细嚼慢咽。

要定期为孩子称体重,及时掌握体重的动态变化。青少年减肥不宜强调减食减重,而是强调控制增重速度在正常生理范围内。根据一般规律,身高每长1厘米会自然增加近1千克体重,所以青少年的减肥特点之一是不强调单纯地降体重,而是合理的增加体重,因此要十分注意两者的关系。

(5)科学保持体重:首先是生活行为的矫正,青少年应具有良好的饮食习惯,控制每天的饮食量,合理配餐,减少脂肪、糖类的摄入量,多吃瓜果蔬菜,适量的肉类搭配,同时也要坚持早餐吃好,午饭吃饱,晚餐吃少的原则。其次,要从运动方面着手，加强体育锻炼，养成合理的运动锻炼习惯，最好能保证每天快走或慢跑40分钟以上，同时要保证充足的睡眠。青少年能否达到有效控制体重的效果，精神因素也占很大比重。家长应尽可能减轻孩子的学习负担和精神压力，为他们创造愉快的身心环境，为实现有效控制体重创造有利条件。如果孩子已经出现肥胖症状，应及时到专业医院查明原因。如果有隐性疾病，应配合原发病进行治疗和减肥；如果是单纯性肥胖，最好在专业医生的治疗或指导建议下进行调整。

（十五）青春期如何做到“巧吃减肥”

1. 多喝豆浆巧减肥 豆浆中含有的大豆皂苷，对血中的胆固醇、中性脂肪含量均有降低作用。人体的中性脂肪增加，就会引起发胖，发胖对动脉硬化、高血压、冠心病、糖尿病等都是不利的。因此，日常多喝些豆浆，对身体是大有好处的。

2. 调整营养结构，既健康又减肥 营养学家认为，肥胖不仅仅是营养过剩，而是由“结构性营养不良”造成的。由于生活条件的改善，人们过多地食用富含动物脂肪的食品，造成内分泌及脂肪代谢失调，从而引起了脂肪蓄积，导致肥胖。因此，减少动物食品的食用量，增加天然植物食品在饮食结构中的比例，是达到健康减肥的必由之路。经常食用新鲜蔬菜、水果、坚果等，可平衡营养，调整内分泌和脂肪代谢，激发人体内多种酶的活性，分解多余脂肪，增强肌肉活力，既保证人体有足够的营养，又达到健康减肥的作用。

3.“巧吃”能去脂肪 食用以下食物，可有效地抑制因摄取脂肪较多而引起的多种病症。

(1)洋葱：含前列腺素A，有舒张血管，降低血压等功能；还含有烯丙基三硫化合物及含少量硫氨基酸，可降血脂，预防动脉硬化。40岁以上者更要常吃。

(2)苹果：因富含果胶、纤维素、维生素C等，有非常好的降脂作用。如果每天吃2个苹果，坚持1个月，大多数人血液中对心血管有害的低密度脂蛋白胆固醇会大大降低，而对心血管有益的高密度脂蛋白胆固醇水平会升高。实验证明，大约80%高血压患者的胆固醇水平也会降低。苹果可帮助排除多余的钠盐，可以防止腿部水肿。日食苹果3个，能让您维持满意的血压。富含果胶的苹果，可以帮助肠道中果胶与毒素结合，加速排毒功效并降低热能吸收。

(3)大蒜：大蒜中的含硫化合物可减少血液中的胆固醇，阻止血栓形成，有助于增加高密度脂蛋白胆固醇，预防动脉硬化。

(4)牛奶：含较多的乳清酸和钙质，这些物质既能抑制胆固醇沉积于动脉血管壁，又能抑制人体内胆固醇合成酶的活性，还可减少胆固醇的吸收。

(5)燕麦：含丰富的亚油酸及皂苷素，可防止动脉粥样硬化。

(6)玉米:含有丰富的钙、磷、硒、卵磷脂、维生素E等,具有降低血清胆固醇的作用。印第安人几乎没有高血压、冠心病,这主要是得益于他们长期以玉米为主食。

(7)海带:含丰富的牛磺酸、纤维藻类,这些物质可降低血脂及胆汁中的胆固醇。

(8)葡萄:包括葡萄、葡萄汁、葡萄酒,含有一种白藜芦醇,是能降低胆固醇的天然物质。动物实验证明,它能使胆固醇降低,还能抑制血小板聚集,所以葡萄是高血压患者最好的食品之一。

(9)番茄:番茄含有番茄红素、食物纤维及果胶等成分,可以降低热能的摄入,促进肠胃蠕动。

(10)韭菜:韭菜除了含钙、磷、铁及糖类、蛋白质、维生素A、维生素C外,还含有胡萝卜素和大量的纤维素,能增强胃肠蠕动,有很好的通便作用,能排除肠道中过多的脂肪及毒素。

此外,经常食用冬瓜能去除身体多余的脂肪和水分,起到减肥的作用。胡萝卜含有激物质成分,有的成分能与胆汁酸结合后从大便中排出。身体要产生胆汁酸势必会动用血液中的胆固醇,从而使血液中的胆固醇水平降低。香菇能明显降低血清胆固醇、三酰甘油及低密度脂蛋白胆固醇水平,经常食用,可使身体内高密度脂蛋白胆固醇有相对增加趋势。

(十六)青春期减肥不当也会生病

减肥不是儿戏。任何轻率或不科学之举,都可能对身体造成伤害或更多的忧愁。

1. 过度低热能饮食——当心猝死 减少进餐、限制热能摄入是一种常见的减肥方法,只要坚持就能收到良好的效果。但要适度,每天摄取的总热能不得低于 25 104 千焦(600 千卡)。美国加利福尼亚大学格林韦博士的研究表明,每天食谱所提供的热能若低于 600 千卡可危及心脏,轻者发生心率改变,重者可出现与饿死者相同的心脏病变,有导致突然死亡的危险,医学上称为"猝死"。

2. 严格素食——头发脱落 日本专家的统计显示,与"减肥热"相伴而来的是脱发者不断增多,其中 20%～30%为 20～30 岁的青年女性。症结在于头发的主要成分是鱼朊蛋白,其中锌、铁、铜等微量元素不少,而素食减肥的人只吃蔬菜、水果与主食等,蛋白质及微量元素摄入不足,致使头发因严重营养不良而脱落。

3. 减肥过快——胆结石 欧美等国医生近年来相继报道,追求快速减肥的人在起初 2～4 个月内,约有 1/4 的人患上胆结石,其中手术减肥者的胆结石患病率还要高。快速减肥为什么会产生这样的后果呢?是因为热能供应急剧减少,沉淀于组织中的脂肪加速消耗时,胆固醇随之移动,在胆汁中的含量激增，胆汁因而变得黏稠，析出结晶而沉淀；控制饮食后胆汁分泌减少、胆囊收缩变弱，不能及时排空，促成了结石的形成。如果放慢减肥速度，按每周减重不超过500克的原则安排一日三餐，则可防止胆结石的发生。

4. 减肥过多——记忆减退 德国杜塞尔营养院古斯塔夫·克兰霍弗博士提醒减肥者：体内的剩余脂肪能刺激大脑，加速了大脑处理信息的能力，增强短期与长期记忆。所以，为了保护好大脑功能，减肥之举当慎之又慎，恰到好处。对于青春期减肥更有指导意义。

5. 体重反弹——患心脏病 如果减肥不当造成体重反弹，可导致心脏病。据美国研究人员调查，这一点已成为40岁以上男性减肥者的一大威胁，并给结核病、肝炎等慢性传染病的侵袭以可乘之机，胃下垂、抑郁症、营养不良的患病率也升高。故减肥者要坚持节食与运动相结合，巩固减肥效果，保持体重稳定，防止反弹。保持体重稳定对健康更有益。

6. 女孩青春期减肥——发生闭经 对于女性，尚有一个合理选择减肥时机的问题，青春期不宜减肥。因为青春期女性需要积累一定的脂肪(约占总体重的17%)才能使月经初潮如期而至，并保持每月1次的规律性。如果盲目减肥、体脂减少，则可使初潮迟迟不来，已来潮者则会发生月经紊乱或闭经。

八、青春期的运动锻炼

俗话说“生命在于运动”，笔者主张“生命在于科学运动”。不同年龄阶段、不同体质特征、不同性别、同一个体的不同时期，其运动项目与运动量都要有所区别，只有这样才有利于健康。儿童青少年时期的运动更应遵循科学规律，才更有利于发育与发展。

（一）从小参加体育运动益处多多

青春期身体可塑性大，体育锻炼可加速新陈代谢，其过程可用下式表示：运动→能量消耗→异化作用→同化作用（消化、吸收）→恢复能量→消耗能量→体内物质积累→促进生长发育。

1. 体育锻炼促进青少年全面发展

（1）促进骨骼的生长发育：骨骼生长需要不断地吸收蛋白质和矿物质（特别是钙和磷），人体必须有足够的维生素才能使钙和磷很好地吸收利用。户外活动时，日光中的紫外线可以使皮肤中的一种物质（麦角固醇）转化成维生素 D，促进钙、磷吸收。另外，体育锻炼中的跑跳等动作对骨骼的骨化中心能起一种机械刺激作用，改善血液循环促进骨骼的生长发育。

(2)促进肌肉的生长发育:经常锻炼,肌纤维变粗,肌肉血液供应好,毛细血管增多,促使肌肉强壮。

(3)促进神经系统的生长发育:在体育锻炼中,肌肉的活动是在神经系统的直接指挥下进行的,肌肉有节奏地收缩和放松,也对神经系统产生良好的作用。由于神经系统与身体各组织、器官的联系加强了,因而改善和提高了彼此之间的协调能力。

(4)促进心脏的生长发育:经常锻炼的青少年心肌健壮,跳动次数比一般青少年要少,这是心脏健康的表现。“你的心脏就是你的健康”。这是联合国“世界卫生日”提出的口号。

(5)促进呼吸系统发育:增强呼吸功能,扩大肺活量,提高耐受性。

2. 体育锻炼能使人更聪明 一个人是否聪明,主要取决于大脑的功能。青少年大脑需氧量占整个人体需氧量的50%左右。体育锻炼消耗大量的能量,为了满足运动的需要,新陈代谢加速,血液循环增强,从而保证大脑获得更多的氧气和营养。大脑工作时的能量来源于血液中的葡萄糖,体育锻炼还可使体内胰岛素工作正常,使大脑处于兴奋状态,更好地发挥“聪明”功能。

3. 体育锻炼增强儿童青少年抵抗力 体育锻炼作为防治疾病的手段是任何药物都无法替代的。例如,一个人坐着不动,1 分钟只能摄取 1/4 升的氧气,而跑 5 千米,1 分钟能吸取2升的氧气，等于坐着不动时的8倍，仅从获氧量来看，锻炼与不锻炼对健康的影响就大不相同。经常参加体育锻炼，经受各种气温与环境的刺激，尤其是在冬季，能更有效地改善心脏血管系统的功能，提高身体对寒冷刺激的适应能力。体育锻炼是增强体质、磨炼意志的最好基石，运动贯穿于生命的始终，从小锻炼将受益终身。我国的体育教育方针是"发展体育运动，增强人民体质"。

（二）青春期如何进行科学锻炼

1. 掌握科学的锻炼方法

（1）锻炼时要调节好自己的情绪：明确锻炼的目的和意义，讲究锻炼的科学性和兴趣性，调动锻炼的自觉性和积极性，从而在锻炼过程中使自己处于良好的兴奋情绪中。

（2）注重身体的全面锻炼：体育锻炼过程中，不但要注意身体各部位的协调发展，同时也要发展力量、速度、耐力、柔韧、灵敏、平衡等各项身体素质，提高生活劳动所必需的跑、跳、投掷、攀登和游泳等实用技能。在锻炼中培养果断、机敏、勤奋、吃苦耐劳、大胆沉着的意志品质，起到健身、强身、养身之功效。

（3）音乐、棋类可提高锻炼效果：音乐能调节运动时的情趣，在优美动听有节奏乐曲的伴奏下，能消除运动带来的疲劳。棋类活动是一项比智力、比体力、比技巧、比意志、比作风的全面竞技体育运动项目。列宁曾形象地把棋类活动比喻为“智慧的体操”。它同样可以起到开发智力，增强体质的作用。

(4)锻炼应掌握好时间和量：体育锻炼要遵循人体的生理功能规律，而不是时间越长、越剧烈越好。每天活动持续时间为1小时左右，运动量和运动强度要逐渐增加，在锻炼前做好充分的准备活动。

2. 学会处理锻炼中出现的不适与意外

(1)防止运动中的抽筋现象：抽筋(抽筋的实质是局部肌肉发生强直性剧烈收缩)常发生在身体受到寒冷刺激或夏季运动时出汗较多，以及身体过于疲劳和神经系统过分紧张的时候。因此，冬季锻炼要注意保暖；夏季要多喝淡盐水来补充体液；游泳前要活动热身，或用凉水泼浇身体，使人体对冷刺激预先有所适应。解除抽筋的方法主要是牵拉抽筋的肌肉，使它伸展和松弛。例如，小腿后部肌肉抽筋时，可用手握住该下肢向身体方向牵拉，还可按摩局部；或用拇指掐承山穴(小腿后面正中)，掐涌泉穴(足心凹陷处)等，都能帮助解除抽筋。

(2)长跑时出现腹痛的处理：由于运动而引起的腹部疼痛称之为“运动性腹痛”，如肝脾瘀血产生的疼痛；呼吸肌痉挛，胃肠痉挛或功能紊乱等。这种由于内脏器官跟不上运动器官活动而产生的不协调现象，生理学上称之为“极点”现象。一旦在运动中出现腹痛，即应减慢运动速度，降低运动强度，加深呼吸，用手按压疼痛部位或弯腰慢跑一段距离，一般疼痛即可减轻或消失，通常也称“第二次呼吸”。

(3)体弱多病的青少年如何锻炼：早晨在室外进行徒手操，并配合正确的呼吸练习(鼻吸气、口呼气，并延长呼气时间)。一要牢记“锻炼是健身之王，步行是运动之王”这句名言。在清晨或下午进行一定距离和一定量的室外走路，在走的过程中，快慢交替。二要练习易于调节运动量的项目，如太极拳、八段锦等。锻炼要循序渐进，在不刮风的环境下进行室外深呼吸练习，根据自己的情况适当地进行冷水锻炼和日光浴。对患不同慢性病和体弱的青少年，应根据具体情况加以变换和调节运动量。患心血管系统病的少男少女，一般不要做急剧的运动。运动量要严格遵照循序渐进的原则，如广播操、呼吸体操、太极拳、步行等，锻炼时间以 30 分钟左右为宜。患呼吸系统疾病(尤其是哮喘病)的患者应避免静止的肌肉用力，刮大风时应停止练习；天冷时严格遵守用鼻吸气，避免冷气直入肺部。患消化系统病的患者要加强腹肌锻炼，多进行水浴，不可做剧烈运动及引起身体震荡的运动(如跳高、跳远等)。

(三)青春期运动细则

按照发育特征可将青春期分为：青春前期和青春后期，前者指 10～14 岁，生长发育的加速期就在这段时间内；后期指 15～19 岁。

1. 青春期运动锻炼的特点 在青春期内，人体的内分泌器官，特别是性腺的功能发生明显的变化，从而引起青春始动，甲状腺和垂体功能的变化，促进生长发育的加速。除此之外，其他一些器官，如运动器官的形态功能与心肺功能都发生着明显的变化，这些变化必然引起运动能力的改变。随着神经系统形态和功能的变化，带来男女青少年心理变化。一些男性少年由于精神空虚而追求刺激，有时养成吸烟、酗酒甚至其他不良嗜好。为了转移青少年的好奇心理，在这段时间内，应加强对青少年的正面教育工作，把他们的兴趣引导到丰富多彩的文娱体育活动中来，培养高尚的品德和远大的理想。男性在青春期容易发生创伤事故，在竞赛中，特别是在对抗性竞赛项目中，由于好胜逞强的心理活动，容易发生伤害事故。有人发现，男性青春期车祸与溺水的发生率较高，可能与其心理变化有关。因此，青春期教育至关重要，包括青春期卫生教育和性知识教育都是不可缺少的，学校的校医和体育老师理应承担这项任务。作为体育老师，在安排青春期运动训练工作时，要注意全面锻炼和专项训练的合理结合，要注意调整运动量和区别对待，不能完全照搬成年人的训练方法和经验。

目前认为，在月经初潮前参加系统训练的女运动员，月经初潮的年龄晚于一般女学生，这可能与运动量较大，抑制了性腺功能的始动有关。月经初潮后参加系统训练的女运动员，其月经规律与普通女性差别不大。由此可见，青春期参加体育锻炼，特别是运动训练要注意合理安排运动量。青少年有时参加负荷量很大的运动而当时不觉得疲劳，久而久之会影响到青春期的健康发育。这里所说的疲劳和疲劳感觉，既有联系又不是一个概念，其间的关系很复杂。青少年进行兴趣很高的运动，虽然负荷量很大但不觉得疲劳。相反，在进行单调乏味的运动时，尽管负荷量不大，但仍可能产生明显的疲劳感觉。由此可见，掌握运动量时要注意区别对待，特别要注意青少年的情绪和体力的变化。

2. 锻炼过程中的自我检查

(1)主观感觉：一般在体育锻炼后会感到精力充沛，食之有味，睡眠质量高即入睡快、睡得熟。若稍感疲劳，四肢无力，肌肉酸疼等，属于正常的机体反应。但在健康状况不佳或锻炼负荷量过大时，就会感到明显疲劳、精神萎靡、全身乏力、烦躁，或出现头痛、头晕、恶心、食欲减退、胸痛、失眠、多梦、盗汗等。

(2)客观检查：在体育锻炼时，心率(脉搏)维持在120～160次/分钟，晨脉变化每分钟不超出正常范围的3～5次；体重减少不超过0.5千克。如心功能差、运动量过大，可出现脉搏不规律或期前收缩现象，体重持续下降。

通过体育锻炼可以提高身体的形态发育水平，生理功能水平，身体素质发展水平，基本活动能力水平，心理发展水平和适应自然环境的能力。希望青少年珍惜人生的春天，坚持参加体育锻炼，促使身体健康强壮！

3. 青春期锻炼注意事项

(1)空腹时不宜进行体育锻炼：长时间清晨空腹进行锻炼，体内的能量大量消耗，对身体不利，最好适量进食后开始轻微活动，使休息了一整夜，长时间处于安静状态的肌肉、关节及内脏器官积极活跃起来。

(2)饭后不要立即进行剧烈活动：饭后，人体大量血液流向消化系统，此时如果进行剧烈运动，血液就会流向运动器官以保证肌肉工作的需要，而造成消化系统血液供应不足，胃肠蠕动减慢，影响消化和吸收过程的正常进行，严重的会导致胃痛、消化不良、溃疡等疾病。一般在饭后0.5～1小时再进行活动比较合理。

(3)剧烈运动后不宜马上洗澡：因为运动消耗大量能量，必须等人体各系统功能恢复正常后(大约半小时)才能洗澡。

(4)剧烈运动后切忌暴饮：因大量水分进入血液，会将血液稀释，使血量增加，加重心肾负担；同时，胃液被稀释，可导致消化功能和食欲减退。运动后，可饮适量的淡盐水，以补充因汗水带走的盐分。千万不要喝生水，以免大量病菌进入人体内而感染疾病。

(四)青春期体育运动要讲究科学

有规律地参加体育活动能帮助青少年构建健康的骨骼、

肌肉和关节，有助于控制体重、减少脂肪和获得良好的心肺功能，同时改善运动的协调性，有助于预防和控制焦虑、抑郁情绪。研究表明：青少年参加体育锻炼越多，他们吸烟的可能性越小，还发现参加运动较多的儿童青少年有较好的学习表现。团队游戏和体育活动更能促进青少年融入集体和有助于社交技能的发展。

医学研究表明，运动能加快肠胃消化功能，促进新陈代谢，调节神经系统，增强身体素质，但这并不意味着“只要运动身体就好，运动量越大身体就越好”。运动应因人而异，适可而止；在青春发育期更要把握合适的“度”与“量”去锻炼。

专家建议：每周 4～5 次，每次 30～45 分钟，无论是对减肥还是对健体都足够了。

游戏和体育活动还带给青少年自我表达、构建自信、成就感觉、社会互动和融合的机会。这些正面影响也会帮助消除现今社会普遍存在的青少年生活方式中的压力，以及由于需求、竞争和久坐而产生疾病的危害。有指导地开展体育活动还能帮助青少年采纳健康行为方式，如避免吸烟、饮酒、吸毒及暴力行为，同时可培养健康饮食，适度休息和更安全的行为。

儿童和青少年期的运动锻炼效果很可能相伴一生，这有利于保持积极健康的生活方式和健康体格。不健康生活方式包括久坐、不当饮食和滥用药物，一旦在青春期形成也将可能影响终身。

学校在为儿童青少年提供体育活动的时间、设施和指导方面具有独特的优势。学校负有增强青少年全面生长发育的使命和职责。在大多数国家中，学校的体育课程是青少年具有系统性地参加并学习体育活动的唯一机会。

无论在校还是课余时间，参与体育活动对每个青少年的健康发育都是十分必要的。提供安全场所、机会和时间及老师、父母和朋友的良好指导，是确保青少年通过体育活动受益的重要组成部分。

（五）青春期的健身运动指导

1. 培养良好的体育运动习惯 随着年龄增长、身体发育和心理的发展，青春期对体育活动的态度、兴趣发生了一系列变化，仅从兴趣出发为运动而运动、为游戏而游戏的情况越来越少，有目的地进行锻炼，追求画龙点睛的、有明确规则的体育运动的倾向增强。由于体育活动场所及器材的限制，致使一些青少年参加体育运动受限，加之学习负担重，升学竞争激烈，对体育兴趣却随年龄的增长而淡化，进行身体锻炼的时间越来越少，这一倾向应引起足够的重视。因此，培养青少年形成良好的体育运动习惯，将锻炼身体变成自觉的行动，这是指导青少年体育运动有重要意义的一个实际问题。一个人在青春期是否形成良好的体育运动习惯，不但对生长发育水平、个性形成和社会化的程度有直接关系，而且对能否终身进行身体锻炼，健康幸福地生活都有重要意义。众所周知，毛泽东同志在青少年时代就非常重视身体锻炼，如游泳、登山等项目都是他十分喜爱的。

2. 掌握体育锻炼的基本知识与方法　青少年时期不但是长身体，也是知识不断增长、认识能力不断提高的时期。在这一阶段掌握一些体育基本理论与方法不但是必需的，也是可能的。国家教委组织新编的体育教学大纲中，加强了体育与保健方面基本理论知识的比重，这是对青少年进行系统教育的主要依据。更为重要的问题是如何结合身体锻炼与青少年的知识水平、接受能力等实际情况，不断丰富和深化体育基本理论与运动方法和技能。只有真正理解和掌握必要的体育基本理论知识，才能更自觉和科学地进行身体锻炼。这也是形成良好体育锻炼习惯的认识基础。其次，要注意使他们系统地掌握参加体育活动的基本方法，作为有效的体育手段，以完成这一阶段的体育任务，为终身体育锻炼打下良好的基础。

3. 养成良好的道德和个性　青少年时期体育锻炼，对一个人道德品质的形成及个性特点的发展具有重要作用。在多种多样的体育活动中，人际关系广泛、复杂、多样，一个人在体育活动中可以扮演多种角色（成功者与失败者、组织领导者与被领导者、进攻者与防守者、怯弱者与勇敢者……），体育活动中，情感体验丰富而强烈，且表现往往真实而外露。在体育活动中，既是真实暴露青少年道德水平及个性特点的场所，也是完善和发展道德水平和个性的教育良机。通过体育活动，可以引导青少年养成尊重、关心他人和崇高的集体主义精神等良好的道德规范，引导青少年注意培养勇敢、顽强、果断、坚韧不拔的意志力等良好的个性特征，克服各种不良习性与道德观念。因此，这是指导青少年体育锻炼的重要课题。

4. 提高运动技能防止运动伤害 与其他年龄阶段相比，青少年崇尚体育竞技，体育内容偏重于竞技项目，运动负荷特点是常采用极限的负荷强度或极限的负荷量。这不但符合青少年的一般心理特征（追求个人身体素质及运动能力的最高水平），也是青少年成长发育的客观需要。目前，我国学校体育教学大纲中的内容也多为竞技体育内容。体育成绩考核时，要求极限强度达标的内容占有重要位置，比重较大。但是，必须明确青少年的身体锻炼并非只有采用极限负荷强度和负荷量才是最佳方案，中小强度的负荷和坚持经常性的小负荷量累加的身体锻炼对促进青少年的生长发育及身体素质的全面提高是不可缺少的。还要特别指出，极限强度的负荷对某些人应慎重使用，对一些存在某些健康缺陷和疾病的青少年不宜采用，以免发生运动伤害事故。当前足球运动是热点学校及老师应科学培养青少年对足球的兴趣及技能。

（六）适合于青少年的运动项目

1. 球类运动　打篮球、踢足球、打乒乓球、打羽毛球都可以。青少年最适宜打篮球，不但可以长高，锻炼完美的体型、身体协调性和反应速度，还可以结交很多朋友，培养交际能力、团队意识和健全人格。足球项目也是体能、智能、团队精神训练的极好锻炼项目。

2. 田径运动　身体发育正常，没有残疾的青少年，锻炼时可以根据自己的爱好、身体条件、家庭条件参加多种多样的体育锻炼，如跑、跳、投掷等田径运动项目。

3. 游泳、体操、武术　青少年对这些运动项目可以自由选择，不必受到过多的限制。

4. 俯卧撑　俯卧撑除了锻炼胸大肌外，还能锻炼前臂肌、三角肌前束、肱三头肌及前臂肌群，也能使腹直肌、腹内斜肌、腹外斜肌、髂腰肌、股四头肌及小腿肌群等得到锻炼。

5. 杠铃　此项目主要是锻炼胸廓上部的肌肉，扩大胸廓并发展力量。

锻炼的重点有两方面，一是培养参加锻炼的兴趣和习惯；二是全面提高身体素质，如力量、柔韧、协调、平衡、肌肉耐力、心肺功能。参加锻炼的种类越多，身体的发展就越全面，身体的协调性就越好，做动作时就越轻松自如，而且还有利于学习、掌握新动作、新技能。

(七)运动前要做准备活动，运动后要做整理活动

1. 准备活动 运动前进行准备活动是必需的。虽然这会令你多付出一点时间，但是相对于因准备不足引发肌肉拉伤去看医生，这样做是划算的。一般在运动前应慢跑3～5分钟，让血液加速循环，再活动一下全身的肌肉和关节，为后面要进行的运动做好准备。当全身慢慢热起来之后，你对运动的信心就会更强，且不易出现疲劳或意外伤害。

2. 整理活动 运动后的整理活动是消除疲劳，促进体力恢复的一种有效措施。运动结束后，不要就地坐下，要让心率缓慢地降至正常。正确的方法是运动后再慢跑3～5分钟，同时做一些放松活动。运动后做整理活动，可使人体更好地由紧张的运动状态过渡到安静状态。例如，在运动以后内脏器官还在继续高水平地工作，以补偿运动时缺少的氧气；如果不做整理活动而突然完全静止不动，那么身体的静止姿势首先就妨碍了强烈的呼吸动作，从而影响氧的补充。同时，因为影响了静脉回流，心输出量骤然减少，血压急剧下降，会造成暂时的脑缺血，产生一系列不舒适的感觉，甚至休克。整理活动还有促使肌肉放松的作用。总之，整理活动不是可有可无的运动，请大家务必重视。如果运动后有明显疲劳感，则表明你的运动量过大，应适当减量。

3. 运动疲劳的消除方法

(1)按摩：通过按摩不仅能促进大脑皮质兴奋与抑制的转换，消除疲劳引起的神经调节紊乱，还可促进血液循环，加强局部血液供应，消除疲劳。按摩时以揉为主，交替使用按压、拍打等手法，按摩可在运动结束后或晚上睡觉前进行。大家常看到举重运动员在比赛过程中，运动员一下场，保健医生立即会给运动员按摩以促进疲劳的恢复。

(2)温水浴：有刺激血管扩张，促进新陈代谢和血液循环，消除疲劳的作用。温水浴的温度宜在40℃左右，每次15～20分钟。

(3)药物疗法：使用维生素或天然药物，能有效调节人体生理功能，加速新陈代谢，补充能量，减少组织耗氧量，改善血液循环，补充肌肉营养。目前，常用药物有维生素 B_1、维生素 B_{12}、维生素C、维生素E，以及黄芪、刺五加等中草药。但绝对不能用激素类药品，更不能用违禁药物！

(4)合理膳食：疲劳时应注意补充能量和富含维生素的食物，应选吃富有营养和易于消化的食品，多吃新鲜蔬菜、水果。

(5)充足的睡眠：充足睡眠是消除疲劳、恢复体力的关键。运动者每天应保证8～9个小时的睡眠，使机体恢复到完全放松状态。

(八)预防运动创伤

运动创伤是影响体育锻炼和身心健康的大敌,因此预防运动创伤极为重要。

1. 要充分做好准备活动 做准备活动时,既要将躯干、肢体的大肌肉群充分活动开,也要将各小关节活动开。

2. 加强全面身体训练 全面身体训练主要指力量、速度、耐力和灵敏素质的训练。

3. 锻炼方法要讲科学 认真学习技术动作要领由易到难,运动量的安排要因人而异、循序渐进。青少年要以全面身体锻炼为主,有机地结合专项身体训练。女性锻炼时应考虑她们的生理特点。

4. 注意间歇放松练习 如下肢练习结束后,可在垫上仰卧,两腿举起抖动或做手倒立,以加速血液回流,改善血液供给,同时可使已疲劳的神经细胞加深抑制,得到休息。如果是上肢练习,间歇时可做些放松跑步。

5. 加强肌肉力量练习 加强易伤部位,如三角肌、肱二头肌、胸大肌的力量练习,可防止肩关节损伤;加强股四头肌的力量练习,可预防膝关节受伤;加强腰肌的力量练习,可防止腰肌劳损和椎间盘突出。

6. 防止局部负担过重 运动量过于集中,可造成机体局部负担过重而引起运动创伤。在锻炼中要尽量避免片面单调的练习方法，以防止局部负担过重而出现运动创伤。

7. 加强体育医务监督 医务监督包括自我监督和医生（校医等）的客观检查监督，两者密切结合更能有效地预防运动创伤。

（九）游泳抽筋的自救和预防

经常听人说游泳时抽筋有多可怕，却发现很少有人认真地做好游泳前的准备活动，以致游泳时腿脚不听使唤的"抽上了"。如果游泳技术不太熟练，已进入深水区时发生抽筋，救治不及时可危及生命。

1. 游泳前牢记"八忌"

一忌不做准备活动：夏天水温比气温低得多，游泳者入水前要做好准备活动。如果生理上准备不足，一时适应不了水中环境，易引起头晕、恶心等不适症状，严重者会抽筋或拉伤肌肉等。

二忌饭前饭后游泳：空腹时体内血糖较低，游泳会引起头晕、四肢乏力，甚至发生意外；饭后消化器官活动增强，游泳时又使大量血液流向四肢，使消化道血液量减少，影响食物的消化吸收。

三忌剧烈运动后游泳：剧烈运动使身体疲劳，肌肉收缩和反应能力减弱，游泳会增加心肺负担，易发生呛水、抽筋和溺水等意外事故。

四忌大汗淋漓时游泳：出汗时血管扩张，遇冷水刺激后血管骤然收缩，易引起疾病。

五忌身体不适时游泳：凡患有心脑血管疾病、传染性疾病、外伤、炎症和女性月经期等，均不宜游泳，会增加抽筋、溺水的危险性。

六忌在陌生水域游泳：在河流、水库等自然水域游泳时，应事先了解水深和水底自然状况及动植物状况，不可贸然下水，以免发生抽筋时加大溺水的危险性。

七忌游泳时间过长：一般在水中停留时间以30～60分钟为宜。时间过长，会导致抽筋。

八忌睡眠不好和过度劳累后游泳：在这种状况下身体应变能力差、易发生抽筋。

2. 防止游泳抽筋的方法

(1)饥饿、疲劳时勿游泳：因为在饥饿时容易出现低血糖；而在低血糖或疲劳状态下，若遇到冷水的刺激，就容易发生抽筋。

(2)下水前要做好充分的准备活动：如头前屈、后仰、左右旋转10～15次，以活动颈部；两肩上耸、两臂画圆和做扩胸运动各10～15次，以活动颈部、肩部、胸部；两腿伸直屈体弯腰双手触脚尖、屈膝屈髋做下蹲、起立交替动作各10～15次，以活动膝部；下水前，在池边或岸边先用凉水把四肢及胸腹背部擦湿，以便逐渐适应水中温度。

(3)脚趾运动：其要领是直腿坐于地上，一腿伸直抬起并用手分别反复扳脚趾，以提高脚趾和腿部后侧肌肉群的柔韧性，防止抽筋现象的发生。此外，游泳时间不宜过长，一定要根据自己的年龄、体质状况、体力大小等决定每次游泳的时间。游泳时不要与他人比速度，否则体力消耗过大，也容易发生抽筋。

3. 游泳时发生抽筋的急救措施

(1)首先要保持冷静，此时千万不能慌乱，要迅速判明自己所处位置。发生抽筋时，若在浅水区可马上用健侧下肢站立并用力使患侧下肢伸蹬，或用手把足拇趾往上扳，并按摩小腿。

(2)如果是在深水区，解脱的办法是先吸一口气，然后潜在水里用手揉捏腿肚子，并且用力把脚掌向上翘，以牵引抽筋的肌肉，坚持一会儿，使收缩的肌肉获得松弛，然后再上岸。亦可利用没有抽筋的肢体采用侧泳或仰泳慢慢游上岸再行缓解。若自己没有把握缓解，应尽早招手呼救。惊慌或呼吸不当，会引起呛水或其他部位抽筋，这是必须注意的。

(3)其他部位抽筋时，如脚趾抽筋时，就要马上将腿屈起，用力将足趾拉开、扳直；手指抽筋时，手握成拳头，然后用力张开，如此反复，即可缓解。

(十)锻炼身体要遵循的原则

我们每天都可以在公园里、大街的广场上看到许许多多的人在锻炼身体。他们有的在慢跑，有的在快走，有的在做操，有的在跳舞，还有的在舞剑、打太极、扭秧歌等。目的是想通过锻炼来提高自身的身体素质，维护身体健康。那么，什么是真正的健康？怎样维护身体健康呢？

要想维护人的身体健康，首先要知道什么是真正的身体健康。在很长一段时间，人们把“无病或不进医院”视为健康的标志，致使无数人都曾陷入这一认识误区，不仅对许多致病因素疏于防范，也因此极大地影响了健康水平的提高。世界卫生组织在1989年为健康最终给出定义是“一个人只有在身体健康、心理健康、社会适应良好和道德健康四个方面都健全，才算是完全健康的人”。那么，什么样的体育锻炼更有利于提高身体素质，维护身体健康呢？

亚里士多德提出，“生命在于运动”，无数科学家、哲学家和教育家都用他们自己的理论，感同身受地证明了这句至理名言。世界上没有绝对静止的东西，生命在于运动，维护健康应从运动开始。运动是一切生命的源泉。只有经常运动才能保持旺盛的生命力。唯有科学合理的从事体育锻炼，才能使这一美好愿望付诸实现。只有科学的锻炼才能更有效地维护身体健康。下面就介绍一下科学锻炼应遵循的几个原则。

1. 持之以恒原则　“流水不腐，户枢不蠹”，我们的身体也恰似一台机器，如果不使新陈代谢永不停息的运转，同样也会有生锈与被病菌侵袭的隐患。只有持之以恒地进行体育锻炼，才能让机体各器官系统在运动中不断强化。

2. 循序渐进原则 认识事物都有一个“由浅入深”的过程，要想做好每一件事情，同样要遵循“由简到繁”的客观规律。没有学会走就不能去学跑，运动就是如此，我们不能操之过急，否则非但对促进健康无益，还可能引起机体损伤或生命危害。

3. 适宜负荷量原则 “适宜”就是恰到好处，这是一种平衡理念。在我们锻炼的过程中，运动负荷量要符合自己，既不要大也不要小，大了自己承受不了，小了则达不到锻炼的目的。因此，希望青少年都应该进行“适宜协调与能够胜任”的体育锻炼原则。

4. 全面锻炼原则 全面锻炼就是强调人体要发挥最大功能，就应使各个器官和身体素质都得到均衡发展，即通过不同的运动项目和身体练习，使神经、肌肉、骨骼和关节等运动器官，以及使力量、速度、耐力、灵敏、柔韧等体能、素质都得到加强。

5. 区别对待原则 每个人身体状况、个性特征和年龄阶段都不相同，因此在锻炼时所选择的手段和方式也会不同。这不仅取决于认识高度，还取决于自己的兴趣和爱好。这就是为什么我们每天会看到同样是锻炼，有的人扭秧歌，有的人跳舞，有的人做操、打太极，其实他们也是根据自己的兴趣爱好在锻炼。

九、青春期日常生活保健知识

（一）青春期注意预防驼背

青春期不仅是成长快速期，也是可塑性最强的阶段，平常宜多注意，避免因姿势不良造成驼背。

1. 驼背的原因

（1）长时间处于不良姿势：长时间待在书桌或电脑桌前、沙发椅上，持续歪斜或是保持驼背的姿势固定不动。

（2）桌椅高矮不当：原本适中的桌椅因为身体长高而没有及时调整，在过度弯腰的姿势下看书写字，容易引起腰背肌肉疲劳而拉伤，形成驼背。

（3）刻意缩胸：青春期女孩子为掩饰自己突出的胸部而故意收肩低头等。

2. 驼背的预防

（1）注意端正身体的姿势，平时不论站立、行走，胸部自然挺直，两肩向后自然舒展。坐立时脊柱挺直，看书写字时不过分低头，更不要趴在桌上。人们所说的要"站如松，坐如钟"是有一定道理的。

（2）正在发育的青少年最好睡硬板床，以使脊柱在睡眠时保持平直。

（3）加强体育锻炼。认真上好体育课，做好课间操，促进肌肉力量的平衡发展。

3. 如何矫正驼背

(1)俯卧撑法：两手两脚同时触地，将头、颈和身体撑起。练习时屈肘推臂，身体挺直上下运动而不着地，每天坚持15～30次。

(2)反撑倒立法：民间又称“蝎子倒爬墙法”。先距墙1米左右面墙而立，然后两手与肩同宽在离墙30～50厘米处着地，并将两腿伸直向后翻于墙上，两脚在上，头部在下成反弓形。每次坚持1～2分钟为宜。

(3)贴墙站立法：两脚跟靠拢并齐，两腿夹紧，膝盖稍用力后挺，臀部肌肉收紧，小腹微收，自然挺胸，两肩要平并稍向后张，两臂自然下垂轻贴身体两侧，脖颈挺直紧贴衣领，下颌微收，头向上顶。练习时使两脚跟、小腿肚、臀部、两肩及头部后侧均紧贴墙壁。每日可贴墙站1～2次，每次不少于30分钟。

(4)后仰振臂法：身体正坐于椅子上，两臂伸直从前方向上向后举起，同时头向后仰；或两臂伸直从身体两侧平举由前向后运动，同时头部后仰。每次10～20分钟。

(5)侧向振臂：上身正坐或两腿分开站立，两手直举于头侧，掌心相对，适当用力使腰部以上身体向左向右往复摆动。反复30～40次。

(6)单杠悬吊法：立于高约2.5米的单杠下，两手与肩同宽，抓住杠体使身体自然伸直悬空吊起，而后小幅度上下振摆。每次1～2分钟为宜。

（二）如何做青春期才能长得更高

1. 充足的睡眠 处于青春期的青少年是生长发育旺盛期，而在睡眠时体内会分泌大量的生长激素。经测定，睡眠状态所分泌的生长激素要比清醒时多3倍。因此，应尽可能让青少年在晚上10点以前睡觉。如果能睡得沉一些，这样不仅能解除疲劳，还可以促进生长激素的分泌。要想使青少年睡得沉，就要养成有规律的生活习惯，按时睡觉，按时起床。

2. 多晒太阳 长个子与气候有密切的关系，阳光中的紫外线可以促进体内维生素D的形成，而维生素D能促进钙的吸收与利用，对骨骼的发育有着重要作用。青少年多到户外活动或是进行日光浴，对骨骼的发育很有好处。

3. 坚持适当的运动 选择一些适合青少年身体状况和体力的运动，并坚持下去，有利于骨骼的发育。比如，单杠运动有利于脊椎骨和上下肢的发育。此外，慢跑或是跳高、跳远、跳绳，也对长个子有好处。青春期青少年在睡觉前适当运动一会儿，如跳绳10分钟，会在睡眠过程中分泌更多的生长激素。

（三）青春期男孩的个人卫生

1. 头发 青春期男生体内雄激素开始活跃，很多男性特征开始显现，又正是身体功能各方面都旺盛的时期。活动量加大，容易出汗，头发有时会有汗味。加上有些人油脂分泌旺盛，头发就容易出油。因此，勤洗头对保持头发的干净，除去汗味很重要。

2. 胡须 青春期不要过早的剃胡须，否则受刺激后的胡子会越长越硬，越长越密。若是剃须，个人用品要分开保管，剃须刀使用后记得清理干净，干燥保存好，并定期消毒（可以用75%的医用酒精棉擦拭）。

3. 指甲 长了就要修剪，避免指甲内存有污物和细菌，要知道手上是细菌和病毒最多的，记住饭前便后洗手，摸过人民币等流通物品后也要及时洗手。

4. 生殖器官 每天晚上清洗下身，在清洗外生殖器时，可用刺激性较小的专用洗液或温水擦洗阴茎和阴囊表面，特别要注意洗净阴茎冠状沟，不要让包皮垢在此滞留。可以把包皮向阴茎根部牵拉，使包皮翻转以完全暴露阴茎头，然后对阴茎进行清洗。最后再洗会阴部和肛门周围。清洗完下身后，换一条干净的内裤，以保持干燥与清洁效果。

5. 个人物品专用 个人的物品一定不要和别人混用，如毛巾、牙刷、脸盆、脚盆等，拖鞋也最好是只穿自己的，避免传染真菌。保持内裤的清洁卫生，内裤不仅要常换常洗，更应放在太阳光下晾晒。

（四）青春期女孩的个人卫生

1. 勤换洗内衣 内衣最多两天换一次，洗好的内衣最好能放在通风有阳光的地方晾干，让阳光里的紫外线对内衣进行杀菌消毒。

2. 注意阴部卫生 女孩进入青春期后，随着月经的来潮和白带的分泌，对此往往不知所措，由此易患青春期阴道炎。因此，应注意经期卫生，正确使用消毒后的卫生巾，内裤要在日光下晾晒，利用紫外线消毒；经常洗澡；睡前用温水清洗外阴，洗盆专用；洗之前要先洗手，尽量不要用粗制的毛巾擦，可以用一次性的纸巾。大便后，手纸应由前向后擦，小便后用卫生纸擦干净。

3. 注意生活健康，洁身自爱 青春期女孩应自强、自尊、自爱，正确认识人生价值观，洁身自爱，守身如玉，杜绝性乱。

4. 内衣和卫生巾要选用信得过的品牌 不要买便宜的地摊货，以避免过敏。内衣平时不穿的时候绝对不能和袜子放在一起，即使是干净的也不行，否则会引起真菌传染。

5. 要穿透气的内衣和裤装 不要穿过紧的衣服，让下身保持轻松干燥。

6. 上身内衣不要太紧，保持胸部及乳腺正常发育　若乳房发育过快或过大，可以适时购买优质的、适合自身需要的胸罩加以保护。

（五）青春期的牙齿保健

1. 青春期常见的牙齿问题

（1）龋齿：即蛀牙，青春期食欲增强，爱吃东西，加上乳牙留下的病根或是刷牙习惯不好，牙齿都有可能被菌斑和细菌破坏。

（2）牙周病：进入青春期是牙周病可能发生的年龄，如性激素的分泌、考试压力等，都可诱发牙龈炎，刷牙或咀嚼时易流血及青春期牙周病。

（3）牙列不齐：可能因换牙出现牙列不齐或咬合不正的现象，如果置之不理，容易因清洁困难引起龋齿或牙周病，应利用这段可塑性大的时机，到口腔科进行矫正治疗。

2. 青春期护牙注意事项

（1）饭后勤刷牙：学习正确的刷牙方式——上下刷牙为主，并于每天3餐饭后及时刷牙。

（2）少喝碳酸类饮料：据研究，常喝碳酸饮料的青少年，比正常饮食青少年患牙质腐损的概率高出2倍以上，因此应尽量少喝可乐等碳酸饮料。

（3）善用洁牙产品：经常更换牙膏种类，避免长期使用某种牙膏以使口腔内环境改变;适时利用漱口水等辅助洁牙产品,预防蛀牙。

(4)定期检查:选择可信赖的专业牙科医院,养成定期检查的习惯,发现问题及早治疗,如及时修复填补被损伤牙齿。

(六)青春期女孩生理期护理

女性在生理期容易感到疲倦,身体抵抗力会下降,情绪与心情也容易变得抑郁低迷,更需要用心调养。

1. 忌寒冷宜保暖 很多女孩喜欢冷饮,特别是夏季,冰激凌、雪糕、冰镇饮料,都是女孩们特别爱好的。就是吃西瓜,也要放在冰箱里镇一镇。这样的冷刺激容易影响血液流动,不利于月经血排出。另外,生理期要注意保暖,也就是少吹冷气或者在冷气房里要多穿衣服。生理期尽量不要洗头,如果非洗不可,尽量在中午洗,洗完头一定要立即吹干。雨天防淋湿,寒天多穿衣服保暖。

2. 补充足够营养 因为经血的流失,抵抗力不如平常,要补足全面的营养素,多吃肉、鱼、豆类等含蛋白质与铁质的食物,少吃高脂肪及生冷、过咸、辛辣的食物。

另外,生理期前几天可以多吃点香油猪肝。之后,可以喝一些桂圆红枣茶、养生茶、红糖姜水、黄芪枸杞茶、玫瑰花茶等。

3. 保持隐私处卫生 要注意经期卫生,每日清洗外阴,不要坐浴，并注意从前往后洗，一般不必使用肥皂。如果经常使用碱性过高或者具有强氧化作用的洗涤用品清洁外阴部，就会破坏阴道的酸性环境，导致女性自我保护功能降低甚至丧失，外界的病原微生物就会乘虚而入，感染致病。所以，要用清水洗或者选用弱碱性护理液洗外阴。

要选用干净、柔软的卫生巾，千万别买劣质的卫生用品。因为生理期子宫口相对张开，容易受到感染，所以洗澡最好采用淋浴。

4. 生理期就医禁忌 女孩到了生理期不适宜做妇科检查、尿检、血检、心电图检查等项目。另外，生理期也不宜拔牙，否则不仅拔牙时出血量会增多，拔牙后嘴里也会长时间留有血腥味，影响食欲，导致营养不良。这是因为月经期间，子宫内膜释放出较多的组织激活物质，将血液中的纤溶酶原激活为具有抗凝血作用的纤溶酶，同时体内的血小板数目也减少，因此身体凝血能力降低，止血时间延长。

5. 不宜熬夜 因为这段时间身心处于虚弱的状态，容易感冒生病，所以应保持正常作息，让自己睡眠充足。

6. 避免参加剧烈运动 即使在月经期间，仍然可以做一些平常进行的运动或轻度劳动，以促使血液循环，加速新陈代谢，减轻神经紧张。不过，要注意运动时不宜太过激烈，尽量不要参加水中或水上运动；不宜参加水田劳动。

(七)接种疫苗应注意的事项

1. 注射疫苗的注意事项

(1)有皮炎、化脓性皮肤病、严重湿疹者不宜接种,待病愈后方可进行接种。

(2)体温超过 37.5℃,有腋下淋巴结肿大者不宜接种,应查明病因治愈后再接种。

(3)患有严重心、肝、肾疾病与活动性结核病者不宜接种。

(4)神经系统疾病者,包括脑发育不正常、有脑炎后遗症、肿瘤的不宜接种。

(5)严重营养不良、严重佝偻病、先天性免疫缺陷者不宜接种。

(6)有哮喘、荨麻疹等过敏体质者不宜接种。

(7)当有腹泻时,须待恢复两周后才可服用脊髓灰质炎疫苗。

(8)最近注射过多价免疫球蛋白者,6 周内不应该接种麻疹疫苗。

(9)感冒、轻度低热等一般性疾病视情况可暂缓接种。

(10)空腹饥饿时不宜预防接种。

(11)吃鸡蛋过敏者不宜接种,因为疫苗的毒株是经过鸡胚培养的。

(12)晚期癌症病人、心肺衰竭者不要接种。

值得注意的是,青少年往往在学校接种疫苗时,父母不在身边,要主动将自己的身体情况详细反映给医生,最好携带相关病史资料,是否适合接种某种疫苗则由医生决定。

2. 不良反应的处理　疫苗接种是预防保健项目中最重要的组成部分,但预防接种注射后,不少儿童青少年常常会出现不良反应,负责接种的医护人员和家长必须给予警惕。如果在接种后出现局部红肿、疼痛、淋巴结肿大、发热等症状,但很快就消退了,这属于正常的不适反应。但这些症状如果加重,且不见好转,应尽快去医院诊治。有些儿童青少年接种后会对某些疫苗产生过敏反应,出现疹子、过敏性紫癜、血管神经性水肿,甚至休克等症状,今后在接种含有引起过敏成分的疫苗时,一定要慎重,最好不要再接种相同疫苗。最后要强调的是,接种疫苗一定要选择正规医疗机构,千万不要自己购买自行接种,以免产生不良后果与危险。那么,出现不良反应时,父母该如何护理呢?如果是注射卡介苗疫苗,注射部位可以照常沐浴,有脓疱或溃烂时不必擦药或包扎,但是注意不要弄破,若不小心弄破了,须擦干并且保持干燥以免感染;发现孩子腋下淋巴结肿大直径超过1厘米,应去医院检查。如果注射的是乙型肝炎病毒疫苗,轻微发热通常按一般发热处理即可。如果注射的是三合一疫苗,出现红肿可先用热毛巾敷,多喝开水;若发热超过38.5℃以上,则要送医院就诊。如果口服小儿麻痹疫苗后,儿童出现四肢麻痹无力、痉挛等，应速送医院医治。注射麻疹、腮腺炎疫苗后，应多喝开水，少出入公共场所。避免感冒，如果在注射后儿童青少年有发热现象，应尽快就医诊治。

（八）保护视力，减少近视眼发生

德国青少年的近视率不足15%，有关人士指出，这归功于德国青少年眼睛保护协会和教育部门科学和到位的预防工作。

德国成立专门防治近视眼的机构，定期检查学生的视力，建立视力档案，一发现某学生出现了视力降低的情况，就及时进行检查矫正。德国青少年眼睛保护协会的专家认为，目前配戴合适的眼镜是矫正真性近视的主要方法。很多父母不希望孩子戴眼镜，结果导致孩子总眯眼看东西，反而加深了近视度数。所以，如果青少年近视在150度以上，就要考虑戴足度数眼镜。该协会的专家还提醒：1分的预防胜过10分的治疗。他们提倡的预防措施是：

1. 多吃明目食品 ①补充营养，除蛋白质、维生素外，钙、铬等元素已被证实是眼睛发育所必需的物质。②限糖，糖可消耗体内的钙，诱发近视。③保证充足的睡眠，使眼睛处于非疲劳状态。

2. 倡导科学用眼 德国青少年的学习压力并不重，他们非常重视体育锻炼和远游。同时德国学校和家庭很注意创造良好的视觉环境,如充足的照明环境、远离电视等从小处着手的做法,也值得我们的父母借鉴。

(九)保证足够睡眠时间

在学习上超前了,在身高上却落后了。暑假里,本市各大医院矮小门诊部门庭若市,其中因缺少睡眠而导致矮小的病例引起了医生的高度重视。

在长海医院发现一个典型病例:丁丁今年 6 岁,身高只有 90 厘米,而同龄的孩子都长到 1.1 米。医生在仔细询问、检查之后才发现,两年来,家长为了让丁丁在学校里"高人一等",每天给他安排各种各样的学习项目;不到晚上 10 点、11 点,孩子别想睡觉。虽然丁丁的成绩上去了,却付出了惨重的代价。

该院小儿科蒋教授告诉记者,近一个月来,医院正在进行"向生长激素缺乏的孩子免费赠药"活动,前来检查的矮小患者不少,但真正因先天缺乏生长激素的孩子不多,倒是不少像丁丁这样的孩子引起了医生的重视:剥夺孩子的睡眠,就是人为地阻止孩子长高。

长征医院儿科徐教授指出,身高除了与遗传因素相关外,还与很多因素相关,如内分泌、营养、睡眠、环境及疾病等,其中足够的睡眠时间尤其重要。这就不难理解,为什么在生长发育期,有的孩子在"上窜",而有的则纹丝不动或生长极缓。

徐教授给非疾病性矮小儿童、青少年开出三大处方：营养、运动和睡眠，并特别指出，充足的睡眠是长高的必要条件之一，生长激素的分泌高峰是在熟睡后出现，所以处于青春期的青少年要合理安排好功课，白天适当锻炼，千万不要熬夜。

（十）学会科学用脑与休息

1. 注意休息和睡眠　大脑疲劳了，应该有充分的休息，以利于大脑功能的恢复，提高学习效率。积极的休息是用一种活动替换另一种活动。例如，学习之后，进行下棋、唱歌或进行体育运动（如早操、课间操等）和体力劳动，都可使大脑皮质各部分得到交替活动和休息。此外，睡眠几乎对整个大脑皮质和某些皮质以下的中枢有保护性抑制作用，经过睡眠可使脑的功能得到最大限度的恢复。特别是儿童青少年，其神经系统的功能发育还不十分完善，更应该保证有充足的睡眠，每天睡眠的时间应在 9 小时以上。

2. 学会科学用脑　科学用脑对于脑力劳动者极为重要。例如，学习是一种紧张的脑力劳动，学习时间过长会使大脑疲劳，功能降低，学习效率下降。因此，要特别注意以下两方面：①善于用脑。注意劳逸结合，动静交替，还要变换脑力活动的内容（如复习功课时，可以文、理学科交替复习）。

此外，要在课后及时复习，强化所学知识在大脑皮质中的记忆作用，这比过一段时间以后再复习效果要好。②勤于用脑。注意遇事多想多问，先想后问。这样能使神经系统充分发挥作用，使人的思维更敏捷，记忆更深刻。此外，还要多参加课外活动，多接触大自然和社会，以增长智慧。

3. 合理安排作息时间　合理安排作息时间，就是把学习、工作、体育运动、休息和睡眠等的时间做合理的科学安排。严格遵守作息制度，实行一段时间以后，就容易形成以时间为信号的条件反射，养成有规律的生活习惯。这样，学习时集中精力学习，工作时集中精力工作，睡眠时也容易入睡。生活有规律，对学习、工作和保护神经系统及整个身心健康都很有益处。这就是人们常说的将自己的“生物钟”调整到最佳状态，将受益终身！

（十一）适宜青少年的健脑方法

青少年由于学习任务重，都特别希望自己能拥有一个聪慧的头脑。于是，越来越多的人开始重视健脑了。下面介绍一些简便易行的让大脑“开窍”的方法。

1. 食物健脑——为大脑加餐　超级营养品是一日三餐的科学饮食。日本营养学家称毛豆、花生加啤酒，米饭、鸡蛋配纳豆（蒸后发酵的大豆制品）为“超级脑营养食品”。奥妙在于这些看似平常的食物富含卵磷脂，可在体内代谢为乙酰胆碱而益脑。中医学则认为，蜂蜜和蜂王浆、豆类及其制品、龙眼肉、大枣、芝麻和核桃肉及动物脑髓等为补脑之上品，常食对大脑很有益处。鱼肉（富含脑黄金DHA），牛奶（为大脑提供多种氨基酸），卷心菜（富含B族维生素，能预防和消除大脑疲劳），香蕉（含钾多），木耳（具有补血作用）等亦可助脑一臂之力。

2. 睡眠健脑——为大脑"充电" 德国专家指出，坚持每晚睡足10个小时的孩子，大多数成绩优良；而少于8小时者60%左右功课较差。美国心理学家观察表明，睡眠少的孩子在做复杂的逻辑游戏能力方面，较睡眠充足的同龄儿童青少年差。可见睡眠充足不仅是健康的"充电"，也是健脑益智的有效方法。

3. 咀嚼健脑——提高大脑活力 说到咀嚼与智力的关系，不妨借用日本岐阜县朝日大学医学院船越教授的一句话，"咀嚼能力强的孩子没有一个是笨蛋"。他对此所做的解释是：人的下颌肌肉与大脑之间有一条热线，咀嚼动作牵动面部表情肌，增加大脑血液循环，从而使脑细胞获得充分的氧气与养分，因而大脑活力提高。

4. 维生素健脑——神经管道畅通 维生素在脑发育中功效独特，维生素C尤为突出，享有"智力维生素"之美誉。据美国营养学家库巴拉报告，每100毫升血液中，维生素C含量在1.1毫克以上儿童青少年的平均智商比不足1.1毫克者高出5分多。原来，人脑中有一种专门向大脑输送养分和氧气的神经管，此管容易变窄甚至堵塞，可导致脑细胞“缺粮”，而维生素C可使神经管保持畅通无阻，大脑因此而享受到充足的高质量营养，智力自然高出一筹。故平时多吃蔬菜、水果，必要时服用维生素C药片（每天300～500毫克），有助于健脑。

5. 音乐健脑——开发右脑潜能 音乐的健脑作用早已得到证实。主要通过开发右脑潜能，调整左右脑的功能并使之趋于平衡而收效。贝多芬的名言“音乐能使人的精神爆出火花”，即是对音乐与智力关系的高度概括。节奏舒缓、旋律优美的乐曲健脑效果最佳，如巴赫的《G弦上的咏叹调》享有“智力音乐”之称，其主要特点就是节奏与人的心跳频率相近。人在欣赏过程中，心率与脑电波趋向于与音乐节奏同步，每分钟60拍，有利于提高大脑功能。

6. 宁静健脑——提高智商环境 研究资料提示，生活在宁静环境中的人们智商较高，而一个噪声充斥的天地则是智力发育的障碍。华盛顿大学的动物实验证实了这一点，专家发现宁静对大脑何等重要。俗话说“吵的烦死人”就是指噪声对大脑的损害。

7. 芳香健脑——明显增强智力 日本学者历时1年时间观察到生活在芳香环境中的青少年，在视觉、知觉、接受能力与学习能力等方面都有明显优势。美国心理学家的“巧克力嗅闻”试验提示：巧克力、柠檬、茉莉花等的香味可明显增强记忆力，提高用脑效率。因此，在你的居室中放置一些花草或芳香物品，也不失为健脑一招。

8. 动指健脑——延缓大脑退化 对于大脑来说，手指的运动十分重要，通过活动手指来刺激大脑，可阻止和延缓脑细胞的退化。手指的触觉灵敏度最高，管辖手指的神经中枢中，大脑皮质功能区域面积最广泛，仅大拇指的运动区就几乎相当于大腿运动区的10倍。运动手指，首先平衡两手的运动量，尤其要注意多运动相对不够灵活的那只手。其次，要勤于锻炼敏感性，触觉迟钝实际上就是大脑感觉中枢迟钝的反应。平时可将两只手交替伸进热水和冷沙中锻炼，也可用毛刷轻叩双手，以增强其敏感程度。

9. 赤脚健脑——提升大脑发育 每天抽出一定时间，脱掉鞋袜，光着脚丫在床席、路面或鹅卵石铺就的河滩上行走，让脚底接受地面的摩擦，通过足部反射区激发大脑，可加快脑的发育，提高用脑效率，防止老年性痴呆症的发生。科学家认为脚是大脑的“炊事员”，因而有“要使脑袋灵，每天万步行”的说法。中医学认为足底的涌泉穴是人体的“第二心脏”，在抢救休克等危重疾病时，强刺此穴具有良好效果。青少年若常赤脚健脑将受益终身。

10. 跳绳健脑——增强脑细胞活力 日本自治医科大学宫本忠雄博士认为，跳绳是一种极简单的运动，不但有助于增强心、肺功能和身体素质，而且是一项非常有效的健脑活动。人在跳绳时，以下肢弹跳和双腿动作为主，双臂、胸、腹、背、膈肌都参与活动，同时手握绳头不停地旋转，刺激拇指相关穴位，进而增加脑细胞活力，使智力得以提高。同样道理，踢毽子、跳橡皮筋、舞蹈等亦有此效果。

十、女孩青春期发育与生殖轴的相互关系

下丘脑-垂体-卵巢轴（HPOA）是一个完整而协调的神经内分泌系统，它的每个环节均有其独特的神经内分泌功能，并且互相调节、互相影响。它的主要生理功能是控制女性发育、正常月经、性功能和生育功能，因此又称性腺轴（也称为生殖轴）。

（一）下丘脑的作用

下丘脑是间脑的组成部分，是调节内脏及内分泌活动的中枢。下丘脑自前向后可分三部，即前部（又名视前区和视上区）、中部（结节区）和后部（乳头体区）。下丘脑具有许多细胞核团和纤维束，与中枢神经系统的其他部位具有密切的相互联系。它不仅通过神经和血管途径调节脑垂体前叶、后叶激素的分泌和释放，还参与调节自主神经系统，如控制水盐代谢，调节体温、摄食、睡眠、生殖、内脏活动及情绪等。

下丘脑的神经分泌细胞分泌卵泡刺激素释放激素与黄体生成激素释放激素（GnRH），二者可通过下丘脑与脑垂体

之间的门静脉系统进入腺垂体(前叶),脑垂体在下丘脑所产生的激素控制下分泌卵泡刺激素(FSH)和黄体生成激素(LH)。这2种激素能刺激卵巢中始基卵泡生长发育及成熟卵泡排卵,促使排卵后的卵巢黄体形成,并产生孕激素与雌激素。

(二)垂体的作用

垂体位于丘脑下部的腹侧,为一卵圆形小体,是身体内最复杂的内分泌腺体。其产生的激素不但与身体骨骼和软组织的生长发育有关,而且影响内分泌腺的活动。垂体可分为腺垂体和神经垂体两部分。神经垂体由神经部和漏斗部组成。垂体借漏斗连于下丘脑,呈椭圆形,位于颅中窝、蝶骨体上面的垂体窝内,外包坚韧的硬脑膜。位于前方的腺垂体包括远侧部、结节部和中间部。成人垂体大小为1×1.5×0.5厘米,重0.5～0.6克,妇女妊娠期可稍大。青春期垂体分泌与释放FSH和LH量显著增加,且呈周期性变化,从而调节卵巢中的卵子生长、发育、成熟、排卵及黄体形成等,导致月经来潮。

(三)卵巢的作用

卵巢的主要功能是产生卵子和分泌卵巢激素。

1. 卵巢的生卵功能 卵巢中的卵原细胞要经过原始卵泡、生长卵泡和成熟卵泡 3 个阶段，最终才能发育成为成熟卵子。

胚胎时期，胎儿卵巢内逐渐出现原始卵泡，数量可达 600 万～700 万个。自青春期起，原始卵泡开始生长发育，形成初级卵泡，初级卵泡逐渐发育成次级卵泡，次级卵泡继续发育，出现卵泡腔（生长卵泡）。处于生长卵泡阶段的卵泡有两个重要特征：一是细胞膜上相继生成多种激素的受体，这是卵泡继续发育、生长必需的改变；二是内膜细胞和颗粒细胞逐渐成熟并具备了内分泌功能。原始卵泡发育成为成熟卵泡的各阶段都伴随着卵泡闭锁。一个周期中一般只有一个优势卵泡能发育成熟并排卵，女性一生只能生成 400～500 个成熟卵子。

2. 排卵与黄体形成 成熟卵泡破裂时，卵细胞、透明带与放射冠随同卵泡液冲出卵泡，称为排卵。排卵的产生是由下丘脑-垂体-卵巢轴，以及卵巢内局部调控因素共同作用完成的。在排卵前，雌激素分泌量达高峰形成的雌激素峰，通过中枢性正反馈效应使 GnRH 分泌增加，刺激 LH 释放，排卵前 10～12 小时形成 LH 峰，促使成熟的卵母细胞排卵，并可刺激排卵后黄体产生黄体酮。排卵后，残余的卵泡壁内陷，逐渐形成月经黄体。排卵后的 7～8 天，黄体发育到达顶峰，若排出的卵子未受精，在排卵后第 10 天开始退化，黄体变成白体，子宫内膜失去黄体酮支持而脱落排出——月经来潮;若排出的卵子受精,则黄体继续生长,形成妊娠黄体,一直持续到妊娠后 3～4 个月,之后便自动退化为白体。

(四)其他内分泌腺体对女性青春期的影响

1. 肾上腺皮质的影响 肾上腺有合成并分泌甾体激素的功能,它能分泌盐皮质激素、糖皮质激素和性激素。肾上腺皮质为女性雄激素的主要来源,雄激素包括睾酮、脱氢表雄酮和雄烯二酮。

少量雄激素为正常妇女的阴毛、腋毛、肌肉及全身发育所必需。但若雄激素分泌过多,由于雄激素能抑制下丘脑分泌促性腺激素释放激素(GnRH),并有对抗雌激素的作用,使卵巢功能受到抑制而出现闭经,甚至男性化的表现。

肾上腺源性的雄激素过高也是引起多囊卵巢综合征的病因之一。

2. 甲状腺的影响 甲状腺分泌的甲状腺素(T_4)和三碘甲状腺原氨酸(T_3)参与机体各种物质的新陈代谢,并对组织的分化、生长发育、生殖生理等过程起重要作用。

甲状腺激素和卵巢激素的分泌同样受到下丘脑-垂体的调控。甲状腺激素对于性腺的发育成熟、维持正常的月经和生殖功能均十分重要。

3. 前列腺素的影响 前列腺素(PG),虽然叫前列腺素,但并非只有前列腺才能产生与分泌,它几乎存在于各重要组织和体液之中。在女性生殖系统如子宫内膜、经血及卵巢中均有分布。PG 对排卵、月经及子宫肌收缩有一定的作用。青春期女孩 PG 量太多时容易引起痛经。

（五）月经及月经期的症状

1. 月经　是指随卵巢的周期性变化，引起子宫内膜周期性脱落及排出的血液与其他成分的混合物称为月经。月经是生殖功能成熟的标志之一。

2. 月经初潮　月经第一次来潮称月经初潮。月经初潮平均年龄多在 13～15 岁之间，但也可能早在 10～12 岁，或迟至 15～16 岁，月经初潮的迟早受各种内外因素的影响。我国各地区月经初潮年龄相差不大，气候影响不像以往报道那样显著，但体弱或营养不良者月经初潮可较迟，而体质强壮营养好者，月经初潮可提早。

3. 月经周期　出血的第一日为月经周期的开始，两次月经第一日的间隔时间称为一个月经周期，一般 28～30 天为一个周期。周期长短因人而异，但每个妇女的月经周期有自己的规律性。

4. 月经持续时间及出血量　正常妇女月经持续时间差异较大，但每个妇女的月经持续日数基本一致。正常月经持续时间为 2～7 日，多数为 3～6 日。一般月经第 2～3 日的出血量最多。月经量的多少很难统计，临床上常通过每日换月经垫次数粗略估计量的多少。多数学者认为，每月失血量超过 80 毫升即为病理状态。

5. 月经血的特征 月经血一般呈暗红色，除血液外，还有子宫内膜碎片、宫颈黏液及脱落的阴道上皮细胞。月经血的主要特点是不凝固，但在正常情况下偶尔亦有些小的血凝块。

6. 月经期的症状 月经期一般无特殊症状。但由于经期盆腔瘀血及子宫血流量增多，有些妇女可有下腹及腰骶部下坠感，个别有膀胱刺激症状（如尿频），轻度神经系统不稳定症状（如头痛、失眠、精神忧郁、易激动），胃肠功能紊乱（如食欲不振、恶心、呕吐、便秘或腹泻），以及鼻黏膜出血、皮肤痤疮等，但一般并不严重，不影响妇女的工作和学习。少数女孩子会出现“痛经”现象，一般不需要处理，若较严重者可看医生。

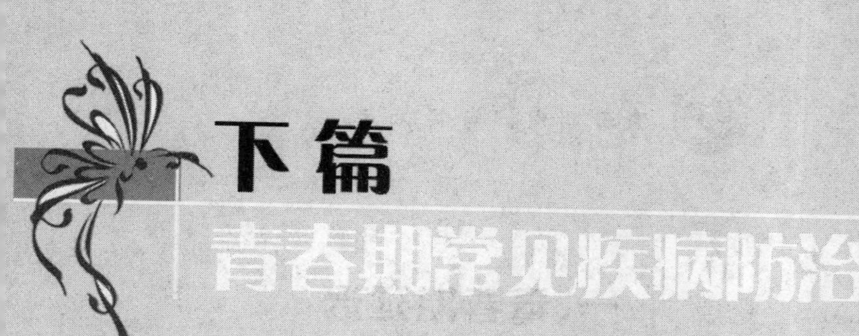

下篇 青春期常见疾病防治

本篇重点介绍青春期常见病的防治知识，包括青春期延迟、青春期矮身体、性早熟、两性畸形、青春期情绪障碍、青春期行为障碍等。

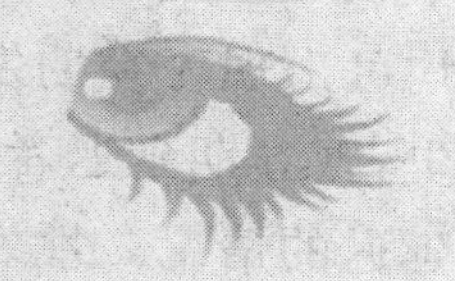

一、青春期延迟

青春期延迟是指男孩或女孩到了青春期年龄，但身体不发育或发育较差，临床上最多见者为体质性青春期延迟。这类人群以后会继续发育，只不过较一般人晚数年。导致青春期延迟的疾病，如结核病、糖尿病、支气管哮喘等全身性疾病和营养不良等。

1. 临床表现、体征和实验室检查

(1)临床表现：青春期发育延迟，通常指女孩 14 岁，男孩 15 岁时仍无性发育的征象或比平均值落后 2 年以上。男孩和女孩均可出现青春期发育延迟，男孩较多见，且该病往往有家族史，青春期延迟者的父母及其他亲属往往也有生长和性发育延迟的情况。性发育延迟愈明显者，其家族史往往也愈是显著。体质性青春期延迟者在出生时身长、体重一般均正常，但到上小学年龄时，身材往往较一般同学矮小。七八岁甚至十二三岁的儿童青少年的生长情况(身高及骨龄)较同年龄正常儿童晚 2～4 年。青春期因正常同龄儿童青少年出现了青春期的迅速生长和性发育，青春期延迟者与正常者在身高及性征方面的差别更为显著。往往在这时，家长及青春期延迟者才感到不安而就医。

(2)体检：体格检查显示外生殖器发育不良；阴毛、腋毛不生长；男性睾丸小，女性乳房不发育。一部分病人可合并有肥胖，故可疑为肥胖性生殖无能症候群，这种症候群若有下丘脑器质性病变，以后也不会出现性发育。青春期延迟者手腕部X线检查显示，骨龄较时间年龄晚2～4岁，但骨龄与身高年龄相符合。

(3)实验室检查显示：男性尿17-酮类固醇或睾酮排出量，女性尿雌激素排出量按时间年龄来说较低，但按其骨龄来说正常。男性用人绒毛膜促性腺激素(hCG)兴奋后，尿17-酮类固醇或睾酮排量可增多，增多程度符合骨龄。血液中卵泡刺激素(FSH)与黄体生成素(LH)含量按时间年龄来说也偏低，而按其骨龄来说正常，当用促黄体生成素释放激素(LHRH)兴奋后，含量可升高，升高程度也符合骨龄。

甲状腺功能和肾上腺皮质功能检查均属正常，这与垂体性侏儒症相区别。

随访观察：青春期延迟者往往到16～17岁以后才开始出现性发育，男性可晚至20岁，女性可晚至18岁时才发育。如超过上述年龄仍无性发育，则表示有性发育不全症。

2. 青春期延迟的诊断 进入青春期而身体及性不发育，需进行检查以明确原因。首先应根据病史和体检了解有无全身性慢性疾病、营养不良等情况。如有应做相应的积极治疗。如无全身性疾病，则需进一步鉴别是体质性青春期延迟，还是性发育不全症，后者可因下丘脑-垂体疾病或性腺疾病所引起。检查要点如下。

(1)身高:体质性青春期延迟者往往稍微矮小,明显矮小者可能为垂体性侏儒症。如身材反而较高者,尤其是下半身长于上半身(上半身是由颅顶至耻骨联合上缘;下半身是由耻骨联合上缘至足底),指距(两臂平伸,两手中指间水平距离)大于身高者,都提示性发育不全。

(2)性发育情况:如果已有少许腋毛、阴毛生长,睾丸已有一定程度的发育,表示青春期将要来到。如果睾丸特别小,可能是性发育不全。

(3)有无其他先天性异常:男性如伴有嗅觉丧失或减弱,提示为性发育不全-嗅觉丧失症候群。女性如有蹼颈、短指(趾)畸形及先天性心脏病者,提示先天性性发育不全症。

(4)手腕部 X 线摄片:骨龄稍晚于时间年龄,提示体质性青春期延迟。骨龄明显延迟者,提示垂体性侏儒症。

(5)头颅 X 线摄片:如发现垂体或垂体附近有肿瘤,则支持下丘脑-垂体性病变所引起的发育不全。

3. 青春期延迟的治疗 不宜过早地用性激素治疗,以免抑制下丘脑-垂体功能。如已 16 岁以上仍无性发育,则男性可试用人绒毛膜促性腺激素(hCG),每周肌内注射 3 次,每次 1 000～1 500 单位,连续 6 个月,在用药期间可出现青春期变化。半年后停止治疗,继续观察性发育能否维持下去。女性可先用雌激素,继而做人工周期性治疗,治疗数月后停药观察。在观察期间性发育情况有以下几种可能性。其一继续向性成熟发展,不必再进行治疗;其二维持原状,保持数月，数月后如不继续治疗，有倒退趋向；其三明显倒退，如果出现这种情况，则是性发育不全的可能性较大。

青春期发育延迟的治疗是一个复杂的系统工程，必须到相关专科由专业医务工作者诊断、治疗及跟踪观察，不可以掉以轻心，更不能自行购药医治或乱投医，否则后果严重。

二、青春期矮身材

矮身材是指儿童身高低于同龄正常儿童平均身高的 2 个标准差。

1. 家族性矮身材与体质性生长迟缓　这类儿童青少年占矮身材儿童青少年中的大多数，查不到影响生长发育的器质性疾病。家族性矮身材常有家族史，一般父母身高均较矮。遗传因素是导致矮身材的主要原因，甚至有种族性。

医学专家对儿童青少年身高成长进行了大量研究工作，为预测儿童青少年成年后的身高进行了概括性总结，可以用下列公式进行预测。

（1）男孩子成年后身高预测公式

公式一：成年身高（厘米）＝1.08×（父身高＋母身高）÷2

公式二：成年身高（厘米）＝（父身高＋母身高＋12）÷2

（2）女孩子成年后身高预测公式

公式一：成年身高（厘米）＝（父身高×0.923＋母身高）÷2

公式二:成年身高(厘米)=(父身高+母身高-12)÷2

上述公式仅供参考,因为影响儿童青少年生长发育的因素既多又复杂,所以要综合分析与考虑。

还有部分青少年青春期发育的年龄正常,除身材矮外,其他组织、器官、系统的生长率、骨骼的发育、性成熟都正常,无内分泌功能异常表现。由于其身高年增加速度历年都较低,所以其过矮的身材往往延续到成人期,其身高年龄小于骨龄,但骨龄与时间年龄符合。体质性生长迟缓在发育类型上属于晚熟型,青春期前,生长发育就一直落后于同年龄儿童青少年;青春期开始较晚,突增幅度较低水平,但身体各部分比例较匀称。由于这类儿童青少年骨骺愈合较晚,生长期较长,所以他们中的多数人仍能在青春后期赶上或接近其他同龄者,成年身高通常在正常标准身高的2个标准差以内。其骨龄与身高年龄符合,但小于时间年龄。

2. 内分泌系统疾病对身高发育的影响

(1)垂体性侏儒症:是由于垂体前叶(腺垂体)合成及分泌的生长激素不足所导致的体格生长障碍。这类矮身材身体比例匀称,智力正常。进入青春期性器官与第二性征发育可明显落后或根本不发育。用生长激素治疗,可取得显著效果。

(2)甲状腺功能低下症:由于患者体内合成的甲状腺素量不足,引起体格生长障碍。可分为先天性与获得性两类。患者除了身材矮小外,智力发育明显落后,面容特殊,头大、颈短、皮肤粗糙、五短身材，又称“呆小症”。早期发现，及时给予甲状腺素治疗，可获得满意疗效。由内分泌系统疾病而导致的矮身材，其骨龄发育小于身高年龄，身高年龄又小于时间年龄。

3. 营养与疾病对身高发育的影响　青少年处在生长发育的关键期，如果出现热能、蛋白质、维生素、矿物质及微量元素等营养素的供给不足，就容易发生生长发育的延迟而导致矮身材。因此，在儿童青少年生长发育的关键时期，必须保证供给足够的全面营养素。

任何急、慢性疾病对青少年的生长发育都有不良影响，除了上面提到的内分泌系统疾病外，慢性疾病对身体发育影响较大的包括心、肝、肺、肾脏疾病，均可导致生长落后。另外代谢紊乱、骨骼发育障碍等皆可导致身材矮小。因此，青春期保健是非常重要的。

4. 心理社会性矮身材　此类型亦可称心理社会性侏儒，在西方国家较多见，此症与孩子受虐待的生活环境有关。家庭不和、父母离异、家庭关系破裂，或重组家庭，孩子缺乏良好的环境和温暖和谐家庭的关怀，他们就容易发生各种心理卫生问题，出现生长发育缓慢、各种心理紊乱、青春期延迟等。可逆性是本症的特性，当孩子离开不良环境后，矮小现象会显著改善。

5. 矮小身材的诊断与鉴别诊断　详见表 6 与表 7。

表 6　青春期矮小症的诊断与鉴别诊断

病因分类	疾　病
慢性系统性疾病	肝功能不全、心脏畸形、明显缺氧、肺功能不全、慢性感染等
内分泌疾病	糖尿病、甲状腺功能减退、垂体功能减退症、性早熟及早期骨骺融合、艾迪生病、库欣综合征
体质性生长发育迟缓	
遗传性矮小	
中枢神经系统疾病	社会性精神侏儒、视中隔发育不全、颅内压增高、基底脑炎
染色体病	性腺发育不全、21 三体综合征及其他
先天性疾病	早熟、宫内感染、宫内生长阻滞、出生时外伤
骨骼疾病	软骨营养不良、骨生长缺陷、佝偻病
代谢性疾病	肾小管酸中毒、抗维生素 D 佝偻病、脂沉积症、糖原贮藏病

表 7　青春期某些特殊类型矮小身材分类及鉴别

	特发性垂体性侏儒	青春期延迟	家族性矮身材	先天性卵巢发育不全症
病史				
家族史	无	有，部分无	有	无
出生时体重	正常	正常	一般正常	常减轻
症状与体征				
低血糖症状	可有	无	无	无
面形	未成熟，但正常	正常	正常	常特殊
出牙	延迟	稍延迟	正常	正常

6. 矮小身材的防治　当今社会男女选择伴侣时，身材

是重要指标，甚至是比较挑剔的，如女子选择男子要求“高、富、帅”，可见身材高低是放在第一位的。平时人们形容某男孩子发育得好，常用“身材魁梧”来赞美之。

对身材矮小的预防与及时治疗也是十分重要的。措施包括：①选择适当身高的配偶是重要的，对后代身高遗传有利。②孕期要重视科学营养与保健。③对新生儿母乳喂养不可少。④按时合理添加辅食促进发育。⑤发现异常及早诊治。⑥保证儿童青少年有足够睡眠时间。⑦积极参加科学的体育锻炼有利于生长发育。⑧按规定接受国家提供的各种计划免疫接种，最大限度减少传染病与慢性病对生长发育的不利影响。

矮小身材的治疗是一个复杂的系统工程，12 岁以前要在小儿科诊治，看小儿内分泌与代谢的专家是最佳选择。12 岁后要到内科请内分泌与代谢专家诊治为妥。

三、性早熟

性早熟是指性发育开始的年龄提前，一般以女孩早于 8 岁，男孩早于 10 岁开始性发育作为性早熟的起点。

1. 正常性发育规律 青春期是从儿童转入成人的过渡时期，即从第二性征出现开始，直至体格发育停止。其性发育遵循一定的规律。

(1)女孩青春期发育顺序为乳房发育→阴毛→外生殖器

的改变→月经来潮→腋毛。整个过程需 1.5～6 年，平均 4 年。在乳房开始发育一年后，身高会急骤增长。在生长高峰出现后约 6 个月，通常会出现月经初潮。

(2)男孩性发育则首先表现为睾丸容积增大(睾丸容积超过 3 毫升时即标志青春期开始，达到 6 毫升以上时即可有遗精现象)，继之阴茎增长增粗，出现阴毛、腋毛生长及声音低沉，胡须等成年男性体态特征，整个过程需 5 年以上。

在第二性征出现时，儿童身高和体重增长加速。

2. 性早熟病因　性早熟的病因很多，可按下丘脑-垂体-性腺轴功能是否提前启动，可分为中枢性(真性)和外周性(假性)两类。

(1)下丘脑-垂体-性腺轴功能活跃。人体生殖系统的发育和功能维持受下丘脑-垂体-性腺轴的控制。下丘脑以脉冲形式分泌促性腺激素释放激素(GnRH)，刺激垂体前叶分泌促性腺激素(Gn)，即黄体生成素(LH)和卵泡刺激素(FSH)，以促进卵巢或睾丸发育，并分泌雌二醇和睾酮。青春期前儿童性腺轴功能处于较低水平，当青春发育启动后，GnRH 脉冲分泌频率和峰值开始在夜间睡眠时逐渐增加，LH 和 FSH 的脉冲分泌峰也随之增高，并逐渐扩展至 24 小时，致使性激素水平升高、性征呈现和性器官发育。若功能早于 8 岁前启动，则导致性早熟。

(2)某些与促性腺激素或性激素相关的肿瘤。

(3)外源性激素的影响，可能是孕妇及哺乳者或婴幼儿吃进的影响性提前发育的物质。

3. 性早熟的分类

(1)中枢性性早熟(CPP):亦称真性性早熟。由于下丘脑-垂体-性腺轴功能过早启动,GnRH 脉冲分泌,患者除有第二性征的发育外,还有卵巢或睾丸的发育。性发育的过程与正常青春期发育的顺序相一致,只是年龄提前。主要包括继发于中枢神经系统的器质性病变和特发性性早熟。

①特发性性早熟,又称体质性性早熟。是由于下丘脑对性激素的负反馈敏感性下降,使促性腺激素释放激素过早分泌所致。女性多见,约占女孩 CPP 的 80%以上,而男孩则仅为 40%左右。

②继发性性早熟,多见于中枢神经系统异常。包括肿瘤或占位性病变(下丘脑错构瘤、囊肿、肉芽肿),中枢神经系统感染,获得性损伤(外伤、术后、放疗或化疗),先天发育异常(脑积水、视中隔发育不全等)。

③其他疾病,如原发性甲状腺功能减低。

(2)外周性性早熟:亦称假性性早熟。不受控于下丘脑-垂体-性腺轴功能所引起的性早熟,有第二性征发育,有性激素水平升高,但下丘脑-垂体-性腺轴不成熟,无性腺的发育。

①性腺肿瘤,如卵巢颗粒-泡膜细胞瘤、黄体瘤、睾丸间质细胞瘤、畸胎瘤等。

②肾上腺疾病,如肾上腺肿瘤、先天性肾上腺皮质增生等。

③外源性，如含雌激素的药物、食物、化妆品等。

④其他，McCune-Albright 综合征。

(3)部分性性早熟：单纯性乳房早发育、单纯性阴毛早发育、单纯性月经早期初潮。

4. 性早熟临床表现 性早熟以女孩多见，女孩发生特发性性早熟约为男孩的 9 倍；男孩性早熟以中枢神经系统异常(如肿瘤)的发生率较高。

(1)中枢性性早熟的临床特征是提前出现的性征发育与正常青春期发育程序相似，但临床表现差异较大。在青春期前的各个年龄组都可以发病，症状发展快慢不一，有些可在性发育一定程度后停顿一时期再发育，亦有的症状消退后再发育。在性发育的过程中，男孩和女孩皆有身高和体重过快的增长和骨骼成熟加速。由于骨骼的过快增长，可使骨骺融合较早；早期身高虽较同龄儿童高，但成年后身高反而较矮小。在青春期成熟后，患者除身高矮于一般同龄群体外，其余均正常。

(2)外周性性早熟的性发育过程与上述规律迥异。男孩性早熟应注意睾丸的大小。若睾丸>3 毫升，提示中枢性性早熟；如果睾丸未增大，但男性化进行性发展，则提示外周性性早熟，其雄激素可能来自肾上腺。颅内肿瘤所致者在病程中常仅有性早熟表现，后期始见颅压增高、视野缺损等定位征象，需加以警惕。

5. 性早熟的诊断和鉴别诊断 首先，需要详细询问病史、全面的体格检查、必要的化验检查。特发性性早熟必须与中枢神经系统、肾上腺、性腺、肝脏的肿瘤相鉴别。此外，女孩特发性性早熟要注意与以下疾病相鉴别。

(1)单纯乳房早发育：是女孩不完全性性早熟的表现。起病年龄小，常小于2岁，乳腺仅轻度发育，且常呈现周期性变化。这类患儿不伴有生长加速和骨骼发育提前，不伴有阴道流血。血清雌二醇和FSH基础值常轻度增高，GnRH刺激试验中FSH峰值明显增高。由于部分患者可逐步演变为真性性早熟，故对此类患儿应注意追踪检查。

(2)外周性性早熟：多见于误服含雌激素的药物、食物或接触含雌激素的化妆品，女孩常有不规则阴道流血，且有乳房发育不相称，乳头、乳晕着色加深。对男孩出现性发育征象而睾丸容积仍与其年龄相称者，应考虑先天性肾上腺皮质增生症、肾上腺肿瘤。单侧睾丸增大者需排除性腺肿瘤。

(3)McCune-Albright综合征：多为女性，患儿除性早熟征象外，尚伴有皮肤咖啡色素斑和骨纤维发育不良，偶见卵巢囊肿。少数患儿可能伴有甲状腺功能亢进或库欣综合征。其性发育过程与特发性性早熟不同，常先有阴道流血，而后有乳房发育等其他性征出现。

(4)原发性甲状腺功能减低伴性早熟：仅见于少数未经治疗的原发性甲状腺功能减低(甲低)。多见于女孩，其发病机制可能与下丘脑-垂体-性腺轴调节紊乱有关。甲低时，下丘脑分泌促甲状腺素释放激素(TRH)增加，由于垂体分泌促甲状腺素（TSH）的细胞与分泌催乳素（PRL）、LH、FSH的细胞具有同源性，TRH 不仅促进垂体分泌 TSH 增多，也促进 PRL 和 LH、FSH 分泌。临床除甲低症状外，同时出现性早熟的表现，如女孩出现乳房增大、泌乳和阴道流血等。由于 TRH 不影响肾上腺皮质功能，故患儿不出现或极少出现阴毛或腋毛发育。早期给予甲状腺素替代治疗而使甲低症状缓解或控制后，性早熟症状即逐渐消失。

6. 性早熟实验室检查

(1)血浆 FSH、LH 测定：特发性性早熟患者血浆 FSH、LH 基础值可高于正常，常常不易判断，需借助于 GnRH 刺激试验，亦称黄体生成素释放激素（LHRH）刺激试验加以鉴别诊断。

(2)骨龄测定：根据手和腕部 X 线片评定骨龄，判断骨骼发育是否超前。性早熟患者一般骨龄超过实际年龄。

(3)B 超检查：选择盆腔 B 超检查女孩卵巢、子宫的发育情况；男孩注意睾丸、肾上腺皮质等部位。若盆腔 B 超显示卵巢内可见多个≥4 毫米的卵泡，则为性早熟；若发现单个直径＞9 毫米的卵泡，则多为囊肿；若卵巢不大而子宫长度＞3.5 厘米并见内膜增厚则多为外源性雌激素的作用。

(4)CT 或 MRI 检查：怀疑颅内肿瘤或肾上腺疾病所致者，应进行头颅或腹部 CT 或 MRI 检查。

(5)其他检查：根据患者的临床表现可进一步选择其他检查，如怀疑甲状腺功能低下可测定 T_3、T_4、TSH；性腺肿瘤，睾酮和雌二醇浓度增高；先天性肾上腺皮质增生症患儿血17-羟孕酮（17-OHP）和尿17-酮类固醇（17-KS）明显增高。

7. 性早熟的治疗　本病治疗依病因而定，中枢性性早熟的治疗目的是抑制或减慢性发育，特别是阻止女孩月经来潮；抑制骨骼成熟，改善成人期最终身高；恢复相应年龄应有的心理行为。

（1）病因治疗：因肿瘤引起者，应手术摘除或进行化疗、放疗。甲状腺功能低下所致者，给予甲状腺素纠正甲状腺功能。先天性肾上腺皮质增生患者，可采用皮质醇类激素治疗。

（2）药物治疗

①促性腺激素释放激素类似物（GnRHa）。其作用是通过下降调节，减少垂体促性腺激素的分泌，使雌激素恢复到青春期前水平。

②性腺激素。其作用机制是采用大剂量性激素反馈抑制下丘脑-垂体促性腺激素分泌。

性早熟的治疗是一项既科学严谨又十分复杂的系统工程，一定要在专业医务工作者指导下进行，家长与患者更要有耐心与恒心，积极配合才能达到预期目的。

8. 性早熟的预防　孕妇在妊娠期间不能随意吃营养品或补品之类物质；哺乳期妇女也同样不能进食上述物质，包括所谓“发奶食物或药品”等。对婴幼儿喂养要科学营养，选

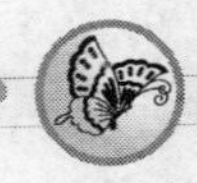

择辅助食物要符合婴幼儿健康发育的原则，更不要随意给婴幼儿吃补品或含激素类的食品，包括用激素催肥及促生长的动物与植物类食物；一旦发现孩子发育异常就应及时就医。笔者曾接诊过相关病例，一个仅 3 岁半的小女孩因被幼儿园老师发现外阴出血而及时通知家长。家长开始不以为然，后又出现几次才在当地医院诊治半年余，未见好转特来武汉市求医。小孩生性活泼可爱，偶尔用小手触摸外阴部，见手指上有红色时就告知“妈妈屁屁有血”。在仔细了解病情的过程中，得知其家庭承包了当地鱼塘，靠养鱼为业，为了使鱼儿生长快、成熟早，常用含激素的饲料喂养鱼类，正常情况下要一年多才成熟的鱼类，在他们喂养下半年即可成熟上市。他们家中每天每餐都有鱼上餐桌，还有鱼汤等，此小女孩特喜欢吃鱼，长期在这样的生活条件下长大，女孩体内积累了部分激素。对大人一般无多大影响，而对于发育期的儿童青少年则会被体内累积的激素所伤害——出现性早熟（假性性早熟）或其他不利影响。该患儿经过合理治疗，在家属积极配合下科学饮食，半年左右患儿就痊愈了。

对于性早熟的预防措施还包括：妇女在准备怀孕前数月就要做好保健工作，为怀孕打好基础。妊娠期间要保持良好的健康状态，不随意吃营养品或保健品等；也不要随意服用药物，对治疗性药物服用前要告知医生自己是孕妇，征得医生认可与同意后才可服用。做好产前检查。到正规医疗机构分娩对母子都有利。

四、两性畸形

正常性别的人，外生殖器官与其性腺相符合，而且发育正常，同时其躯体细胞的染色体也属同一性别。若遗传性别、性腺性别及个体的生殖管道与外生殖器不相一致，则为两性畸形。临床上主要表现为生殖器官和第二性征的各种异常。两性畸形的形成可发生在染色体、性腺或内分泌的某一个环节上。故诊断时除临床体检外，还须考虑上述 3 个方面可能出现的异常变化，并结合个体生殖器官发生的改变和社会、心理因素决定治疗方法。

（一）两性畸形概况

人的性别不能单纯根据外阴部的形态或生殖管道或染色体组型来决定，必须是染色体组型、性腺、生殖管道、外阴及第二性征这四方面完全一致。如果一个个体在此四个方面之间出现矛盾，则称之为两性畸形，这是广义的两性畸形概念。如果是性腺、生殖管道及外阴这三者之间不协调，则是狭义的两性畸形概念，也是一般临床上常见的两性畸形。

1. 病因　异常性分化的机制是了解两性畸形病因的基础。两性畸形可发生于自性细胞形成起直至婴儿出生后这一时期中的任何阶段，包括染色体、性腺及内分泌三方面的因素。例如，性细胞的减数分裂障碍及受精卵缺陷，可引起性染色体的丢失、不分离等，结果产生性染色体畸变。性腺的分泌障碍，肾上腺皮质酶系统的分泌缺陷，妊娠期应用某些激素制剂等均可导致两性畸形。

2. 分类 两性畸形的变形很多。因其病因复杂，且一些病因尚未完全阐明，故两性畸形的分类也比较复杂。通常从性染色体异常、性腺发育异常、胎儿期内分泌异常3个方面将两性畸形做如下分类。

(1)性染色体异常所致两性畸形(染色体性别异常)，包括先天性睾丸发育不全症、先天性卵巢发育不全症、混合性腺发育不全、真两性畸形。

(2)性腺发育异常所致两性畸形(性腺性别异常)，包括单纯性腺发育不全、无睾综合征。

(3)内分泌异常所致两性畸形。

3. 两性畸形的诊断 “性别”是一个广义词，其内涵极其丰富。一般分为：①社会性别，如登记表上填写的“性别”栏中指男性或女性。②外生殖器官性别，出生时接生的医务工作者根据新生儿外生殖器官判断新生儿性别，有阴茎者称为男性；有阴唇者称为女性新生儿。③生殖腺(内生殖器官)性别，男性为睾丸，女性为卵巢。④性染色体性别，男性为46XY；女性为46XX。⑤性激素性别，男性以雄激素为主，女性以雌激素为主。因此，对两性畸形的诊断，绝不能根据单个体征，而要根据上述多个项目进行综合分析与判断后才能做出较为准确的诊断,为下一步治疗提供依据。这关系到孩子的一生一世,要慎之又慎。

4. 两性畸形的预防 妊娠妇女,尤其是早孕期,是胎儿各类器官系统分化、发育、成熟的关键时期,不能服用影响胎儿发育的药物、食品及补品之类的东西,尤其是含激素类的药品或食品等是绝对禁止的。当然,如果是保胎,经妇产科医生允许的药物等是可以使用的。坚持定期产前检查与孕期保健,提高体质,一般都能使胎儿正常发育成熟。若是先天性某种酶类或激素或激素受体缺乏或缺陷,在孩子出生后仔细观察,早发现、早诊断、早治疗还是可以弥补的。

(二)染色体异常引起的两性畸形

1. 先天性睾丸发育不全症 又称克氏(Klinefelter)综合征。发病率为男人的2‰。

(1)病因:缺陷为男性多一条X染色体。常见的核型为47,XXY或46,XY/47,XXY。性染色质阳性。

(2)临床表现:青春期前症状轻微,不被注意,至青春期时出现的典型症状是睾丸小而硬,睾丸长度小于3厘米,患者身材细长,皮肤细腻,体毛少,胡须稀疏,约有半数在青春期呈现女性化乳房,性功能低下,无生育能力。睾丸活检有典型病变。

(3)诊断:一般依据青春期后的双侧小睾丸,性功能减退、不育、乳房肥大，身材细长等典型症状与体征可做出初步诊断。性染色质阳性，染色体组型为 47，XXY 可确定诊断，必要时亦可做睾丸组织活检。

(4)治疗：以补充雄激素为主(在专科医生指导下治疗)。

2. 先天性卵巢发育不全 本症又称性腺发育不全或 Turner 综合征。

(1)病因：典型染色体核型为 45，X，缺少了一条性染色体。

(2)临床表现：①体征特点为外阴完全女性样，发育期不出现第二性征，阴毛、腋毛少或无，无月经，乳房发育差。②躯干体征特点为身体矮小、蹼颈或颈短，枕部发际低甚至可达肩部，盾状脚。两侧乳房分开距离大于正常人。两肘外翻，躯干上部可出现多发性色素痣，指甲或趾甲发育不良。③面部特征为小颌、内眦赘皮、畸形目位置低而下垂，鱼嘴及眼睑下垂。④合并其他畸形，20%患者有主动脉缩窄，40%有肾畸形，如马蹄铁形肾、异位肾、肾缺如等，另 15%病人有原因不明的高血压。

(3)诊断：身材矮小、性幼稚等典型表现为诊断的主要线索。但确定病变的性质应以染色体异常为根据。

(4)治疗：用雌激素替代治疗，一般从 13～15 岁开始口服，持续 6 个月或直至月经出现，然后进行周期性的雌激素-孕激素疗法。

3. 混合性腺发育不全 此类患者性染色质阴性，常见的染色体核型为 45，XO/46，XY，性腺一侧为睾丸，一侧为条索状结构，常包括输卵管、子宫。睾丸多在腹腔内，25%可发生恶变。临床表现有，患者表型多数为女性（占 60%），但有的男女难分，有子宫和阴道；而在发育期第二性征大都为男性，如多毛、声沉、阴茎增大、睾丸发育差。其体型似 Turner 综合征的躯干体型，若在幼儿期时即能得到正确诊断，宜让患者发展为女性，切除睾丸，既防止青春期分泌雄激素，同时也防止了恶变的可能。

（三）性腺发育异常所致两性畸形

1. 单纯性腺发育不全　此症表型为女性，性腺发育不全，双侧均为条索状性腺，可有婴儿型子宫和输卵管，染色体组型为正常的 46，XX 或 46，XY。

2. 无睾综合征　此类患者除外生殖器男性化不全外，表型男性，核型 46，XY，但无睾丸。其发生原因尚不清楚。处理原则是根据病人的表型进行手术整形。

（四）男性假两性畸形

本症核型为 46，XY，生殖腺为睾丸，但生殖管道尤其是外生殖器或具有男女两性特征，或是女性，或是男性化不足。

（1）病因：主要原因有：①睾丸对激素刺激无反应，因而不能正常分化。②睾酮生化合成上的缺陷。③睾酮代谢的缺陷和雄激素靶组织的受体缺陷。④靶细胞对雄激素不敏感。

(2)临床表现：①外生殖器完全为男性，性腺是睾丸，但约50%为隐睾，核型46，XY，性染色质阴性，内生殖器有发育幼稚的子宫和输卵管，且常处于腹股沟疝囊中，由于第二性征为男性，表现型为男性，故此类病人称为“有子宫的男人”。②外生殖器模棱两可。临床表现型，外生殖器表现为混杂形态(既相男又相妇女)，其内生殖器往往为男性，一般无女性内生殖器存在，青春期有或无乳房增大，往往不育，无月经，依据外生殖器的不同表现型，有的当男孩，有的当女孩抚养。③外生殖器完全为女性(睾丸女性化综合征)。患者有睾丸，常在腹股沟或大阴唇内，有时在腹腔内，往往停在腹股沟内。核型46，XY，染色质阴性，外生殖器虽为女性，但阴道短浅盲闭，无子宫颈，剖腹探查无子宫和输卵管。表现型为女性，乳房发育，原发性闭经。

(3)治疗：应在病因诊断的基础上，根据解剖学的实际可能性建立性别，以便能使患者自然地或在激素替代治疗下获得性征的发育，不必考虑细胞染色体的核型。

(五)真两性畸形

真两性畸形是同一个体具有男女两种性腺，既有睾丸组织，又有卵巢组织，内生殖器亦有两种生殖管道，外生殖器官程度不同地处于间性状态，其表型具有两性特征。其中，最重要的是具有卵巢和睾丸两种组织。

1. 病因 真两性畸形的发病原因尚不清楚。其染色体组型60%为46，XX；20%为46，XY；20%为嵌合体或XX/XY异源嵌合体。

2. 病理分类 卵巢和睾丸组织既可以彼此独立存在，也可同时存在于一个性腺内，后者称为卵睾(ovotestis)。可分为4种类型：①一侧为睾丸，另一侧为卵巢，约占40%。②一侧为卵睾，另一侧为卵巢或睾丸，约占40%。③两侧均为卵睾，约占20%。④一侧为卵睾，另一侧无性腺，很少见。

3. 临床表现 本症的外生殖器可有从男到女的各种表现。3/4患者有足够的男性化表现，按男孩抚养，但仅有不足1/10的患者表现为正常男孩外生殖器；多数患者有尿道下裂，半数以上患者有不完全性阴唇阴囊融合。女性表型中2/3有长大阴蒂、多有泌尿生殖窦。内生殖管道的分化可有附睾、输精管，也可有输卵管、发育不良的子宫。至青春期有不同的男性化或女性化表现，3/4患者有女性化乳房，半数有月经来潮。表型为男性者，月经表现为周期性血尿。排卵较精子发生多见，表型男性者排卵表现为睾丸疼痛。

4. 诊断 对外阴部男女难分的儿童，尿17-酮类固醇值正常，X染色质试验阴性，染色体组型为46，XX者，应高度怀疑之；在发育期出现女性第二性征，特别是乳房肥大、出现月经或周期性血尿者，以真两性畸形可能性大。由于真两性畸形的性腺有多种情况，故手术探查行活检时，探查双侧是必要的。

5. 治疗 根据解剖学的条件，保留适当的性腺组织，建立性别，以期能形成有功能的性发育。

真两性畸形者的治疗比较复杂：一是要根据患者内生殖器官（生殖腺）只能保留一个性别的生殖腺功能，如想成为男孩子，则切除卵巢部分保留睾丸功能；如想成为女孩子，则切除睾丸部分保留卵巢功能。二是要根据外生殖器官现存结构，若外生殖器官男性化程度较高，则最好切除卵巢部分；若外生殖器官女性化程度较高，则最好切除睾丸部分。三是根据患者意愿，想成为男孩子则切除卵巢部分；想成为女孩子则切除睾丸部分。四是根据家长意见，家长作为监护人也有权对孩子保留性别表达意愿与要求。医务工作者要综合考虑上述各项体征与要求，经过认真研究、慎重考虑后做出各方都能接受的诊治方案。因为这关系到孩子的一生，所以要以孩子意见为主，以免遗憾终身。

（六）男孩的女性假两性畸形

1. 诊断 对一个外阴部明显男女难分的个体，两性畸形的诊断并不困难，但最重要的一点是对两性畸形患者的性别判定，有时非常困难，甚至需要做剖腹探查。诊断需从以下几方面进行：①病史及体格检查。病人常因外生殖器有畸形（尿道下裂、隐睾、阴蒂肥大）或性腺异常的表现（不育、月经、男子乳腺发育）等就诊，询问病史应注意家族中有无类似情况，母亲怀孕时有无服用雄性激素等。体格检查时应注意体态，有无性毛（阴毛、腋毛及胡须）及其分布类型、乳腺发育及外生殖器官的细致检查。②性染色质检查。用口腔黏膜细胞、阴道细胞、尿沉淀细胞及皮肤组织等涂片检查细胞核中的性染色质，正常女性都可查到，称为性染色质阳性，正常男性多不能查到，称性染色质阴性。③染色体组型分析（核型鉴定）。一般取周围的淋巴细胞检查。正常人 46 条染色体分成 23 对。22 对为常染色体，1 对性染色体，以 X 和 Y 命名。④激素测定。如 17-羟皮质类固醇、17-酮皮质类固醇、孕三醇及促性腺激素等的测定，有助于诊断及鉴别诊断。⑤剖腹探查和性腺活检，可做出明确诊断。

2. 治疗原则　严重性畸形一旦明确诊断，应及早决定治疗并制订具体的治疗方案，以减轻病人的精神创伤。考虑具体的治疗措施特别是需要变更性别时，应充分认识社会和心理性别的重要地位，以减轻对病人社会心理上的不良影响。一般认为患者在 18 个月之前改变性别，其心理影响不大，但年龄超过 2 岁半，性别改变会造成严重心理影响，必须慎重。医师应根据患者的年龄、抚育性别、外阴部情况及检查结果决定治疗措施。在征得本人及其家属的同意后，此时性腺、核性别及生殖管道对决定性别则处于次要地位。手术治疗之目的是使患者能无愧地参加集体活动和劳动，能结婚但不大可能生育。手术治疗包括有关再造手术,如阴茎成形术、尿道下裂修补术;增大阴茎切除术、阴道成形术,以及性腺切除术,包括为防止发生肿瘤而切除发育不全的性腺和切除与确定的性别相抵触的性腺(如确定患者向女性发育而切除睾丸)。性激素治疗基本属替代治疗的性质,可根据具体情况由医生运用。

(七)女孩的男性假两性畸形

此症核型为46,XX,性染色质为阳性,并有卵巢。畸形主要位于外生殖器,表现有不同程度的男性化。

1. 病因及临床表现 女性假两性畸形的病因为先天性肾上腺皮质增生,妊娠期间母亲雄激素增多。依其酶缺陷的种类不同又可分为单纯男性化型,男性化合并高血压型,男性化合并失盐型。

由孕妇体内雄激素增多引起的女性假两性畸形有两种情况:①孕妇在妊娠早期接受雄激素(如甲基睾酮)或合成的黄体酮治疗,激素经胎盘使女胎男性化,以后生出女性假两性畸形患儿。②孕妇生长分泌雄激素的卵巢肿瘤或肾上腺皮质肿瘤,使女胎男性化。此种情况异常罕见。

2. 诊断 依据其临床表现及X染色质试验阳性,性染色体为46,XX,尿内17-酮类固醇和孕三醇增高而做出诊断。

3. 治疗 女性假两性畸形是有生育可能性的，故治疗一般使之向女性发展。

附：病例报道与专家忠告

两性畸形由于病因复杂、病情隐蔽、病变部位隐秘等原因，虽发病于青春期前，但基本上都反应在青春期，因此值得高度重视。

1. 病例报道 2015 年 9 月 1 日，《楚天都市报》与《武汉晚报》都以大量篇幅报道同一个两性畸形的病例诊治情况，概述如下。《楚天都市报》题目为“三年五次手术‘她’变成了‘他’——做了十年女孩，基因检测结果却显示为男性”；《武汉晚报》题目为“多次手术‘少女’恢复男儿身——内核是男，外表是女，‘性别发育异常’渐增”。均介绍一位青春发育期“女孩”在武汉市儿童医院泌尿科与内分泌科诊治 3 年（10～13 岁），检查结果显示：染色体为 46XY，B 超检查腹股沟部两个包块为睾丸，两个“大阴唇”为阴囊。经家长与孩子同意——愿意成为男孩子。为此，该院专家们 3 年内为患者进行了 5 次手术：第一次手术：解救睾丸——从腹股沟处移入阴囊中；第二次手术（3 个月后）：进行阴茎矫直术；第三至五次手术（各间隔 6 个月）：分 3 期进行尿道成型术。经过医生、患者与家长的共同努力终于成功地使该“少女”变成了“少男”。

2. 专家忠告 由于性别发育异常情况呈上升趋势，仅武汉市儿童医院一年就收治数十例，最小者仅几个月，最大者 17 岁。为此，专家们建议：

(1)妇女准备怀孕前半年不用激素类药物或含激素的产品；

(2)妊娠的前 5 个月(20 孕周)禁用雄激素或雌激素类药品；

(3)不随意进食补品；

(4)不随意用化妆品，包括美甲(指甲与趾甲)等；

(5)孕期尽量避免接触污染的环境与不洁水及食物；

(6)尽早仔细观察孩子外生殖器官有无异常，若发现异常，在 2 岁前进行诊治与矫正效果最佳，影响最小。

五、青春期情绪障碍

情绪是人的一种内心体验，具有流动、变化的性质，情绪的差别多得不可胜数。人的情绪反应常伴有明显的自主神经系统功能的变化，特别是呼吸与循环的变化尤其明显，如人在愤怒时，血中肾上腺素增多，交感神经功能亢进，出现心率加快、血压升高、呼吸加速。因此，人们形容“怒发冲冠”或“面红耳赤”。

人体的功能状况如何，影响人的自身感觉，从而影响人的情绪。健康人自身感觉良好，其主观的内心体验与情绪的表达反应也正常。患有某种疾病的人常有某种不快的情绪，如患有甲状腺功能亢进的病人，除了有代谢功能异常外，还伴有急躁、易怒的情绪。情绪与认识过程密切相关，从感知开始，人就伴随着相应的情绪变化。认识过程是情绪的源泉，人的情绪往往决定人对事物采取的行动。常见的情绪障碍有以下几种。

（一）焦 虑 症

焦虑是一种情绪反应，是个体面临不良刺激或预感会出现挫折或困境时所产生的一种复杂、消极或不愉快的情绪状态。它的主要症状是神经过敏，紧张不安，急躁，有时出现心跳加快、呼吸短促等感觉。

1. 焦虑症的特点 在毫无原因或在一些无关紧要的情况下，出现严重的焦虑不安、胆战心惊等症状。这些症状并非由实际威胁所引起，其紧张和焦虑程度与现实情况不相符。

2. 产生焦虑的原因 其一，有些青少年怕黑暗，怕陌生人，怕孤独而引起焦虑；青春期的青少年遇到异性时可有紧张不安；对遗精、手淫等产生害怕和忧虑；对乳房的发育，月经来潮也产生紧张的心理压力，导致焦虑。其二，有些青少年有产生焦虑的心理素质，如胆小怕事、自卑、自信心不足等。其三，家庭因素，如父母冷酷无情、双方闹着要离婚、教育方法不当、打骂体罚孩子，也容易使孩子产生焦虑。另外，有些疾病，如肥胖症、神经衰弱等也常伴有焦虑。

3. 焦虑症的分类 一是精神性焦虑，其表现有心神不宁，坐立不安，总觉得大祸要临头，担心有不幸的事情将发生，恐慌、精神紧张。二是躯体性焦虑，其表现有查不出原因的各种身体不适感，心慌、手抖、多汗、口干、胸闷、尿频等多种自主神经功能失调的症状。

4. 治疗 对焦虑症青少年的治疗主要是心理疗法。要有耐心，先设法避免和消除各种不良刺激，还要取得患者的充分信任，培养他们坚强的意志，自始至终地给他们以支持，并教给他们一定的卫生知识，鼓励他们战胜焦虑。对有严重焦虑表现的患者可适当服些镇静药。早期请有资质的心理咨询师进行心理治疗效果较好。

（二）抑郁症

抑郁症主要表现情绪压抑，对一切事物兴趣下降，情绪低落，不愿与人交往，常伴有失眠、食欲减退和体重下降等，有时出现自卑、自责，甚至自杀行为。抑郁症可由多种原因引起，主要是心理因素，如升学、就业、失恋、学习受挫折、家庭及经济状况差等，均为抑郁症的诱因。对抑郁症的患者主要进行心理疗法，耐心疏导，调节思维、情感活动，一般来说能够逐渐得以恢复。

人在不同时期抑郁症的主要表现见表8。

表8 人在不同时期抑郁症的主要表现

时 期	主要症状
婴儿期	悲伤
幼儿期	情绪障碍（烦躁不安、爱哭或躁动、愤怒或不满意、痛苦或悲伤）；自主神经障碍（失眠，无食欲）；行为障碍（不玩，活动过多，爱发脾气）
童年期	害羞，内疚及绝望（8岁以后），自尊心低，自我批评过多，受虐狂的行为，思想-情感型抑郁增加，冲动悲伤/退缩相交替，出现学习问题（学习成绩差、学校恐惧）
青春期	明显者与成人抑郁特征性相似

分析抑郁的原因对因处理十分重要。情绪与身心健康关系极为密切，青春期是情绪增长、假想和移情作用增加的时期。青春期的情绪改变是对身体改变、社会角色和各种关系发展变化过程中的一种适应，其特点是反应强度大且易变化，情感变化复杂，容易狂喜、愤怒，也容易极度悲伤和恐惧，情绪来得快，去得也迅速。因外界不利环境（如家长和老师的忽视、压制和不公平），学习压力和对性发育的困惑等而引起烦恼、焦虑和抑郁等情绪不稳现象并不少见。如果反应异乎寻常的强烈或低落，可以出现持续性的紧张、焦虑、抑郁、内疚、恐慌等状态，抑郁症则是青春期常见的情绪障碍。

1. 抑郁症的病因　严重抑郁症常有遗传的基础，是遗传因素和环境因素相互作用的结果。

（1）遗传因素：双生子的研究显示，生活在一起的单卵双生子患抑郁症的同病率为76%，不生活在一起的单卵双生子患抑郁症的同病率高达67%。与患严重抑郁症的病人有一级关系的亲属中患严重抑郁症的比例增加3～6倍。

(2)环境因素:在对抑郁症患者童年亲子关系的回顾性研究结果发现,抑郁症患者的童年期父母关心显著少于正常人,父母管束显著多于正常人。与抑郁症相伴随的父母因素有婚姻不和谐、父母不称职、父母中一人去世等。有人将抑郁的产生归因于个体对现实的失望或知觉的丧失而产生的绝望和无助的感觉,或由于社会技能的不足、学习的绝望、生活的压力、自我控制的问题等。一些症状如低自尊、高自责、绝望和社交技能缺陷是抑郁症的危险因素,也可能成为抑郁症的诱因。

2. 抑郁症的主要表现 抑郁是指情绪低落、思维迟钝、动作和语言减少等。情绪抑郁如果每星期发生3次,每次持续至少3小时或更久者被认为是持续性抑郁。要区分这些变化是正常变化还是需要心理健康干预的障碍。由于较普遍认为儿童青少年的抑郁症是罕见的或是自限性的,从而导致大约2/3患有临床抑郁症青少年被漏诊和延误治疗。

在儿童期,抑郁症的患病性别差异不明显,但在青春期,女性是男性的2～3倍。抑郁症的患病率在儿童期为0.4%～2.5%,而在青春期为0.4%～8.3%。青春期的抑郁症终生患病率和成年人相似,幅度在15%～20%。青春期的抑郁症常与其他精神障碍性疾病同时发生,最常见的病态性障碍是焦虑、药物滥用、注意力集中缺陷和破坏性行为障碍。

3. 抑郁症的诊断与鉴别

(1)抑郁症的诊断：青少年抑郁症的典型特点为冲动、疲劳、抑郁和自杀的念头。普遍存在学习失败，或其他行为障碍，约一半的抑郁青少年有明显的焦虑症状。临床表现有：抑郁或易激惹；兴趣下降或抑郁寡欢；体重下降或增加；失眠或睡眠过多；精神运动性激动不安或迟缓；疲劳或无力；感到无价值，过多的或不适当的内疚感；思维或归纳能力减弱。当这些症状在2周以上时间内每天发生，不管伴有或不伴有死亡的想法和自杀的念头，则应诊断为重症抑郁症。但如果在3个月内在同一应激源作用下出现这些症状，则不能够诊断重症抑郁症，而应考虑是否为调节障碍伴情绪抑郁。

(2)抑郁症的鉴别诊断：对有抑郁症状的儿童青少年作评估时应除外生理性和代谢性疾病，如甲状腺功能低下、营养缺乏症、慢性感染如单核细胞增多症，或慢性系统性疾病如系统性播散性红斑狼疮等。物质滥用既可能以抑郁为初始症状又可引起抑郁症状。长期学习障碍导致自尊降低也可表现为抑郁样症状。

4. 抑郁症的治疗 作为医务工作者或心理咨询师，要对患者十分关爱，关键在于对病人的早期发现，及时转入心理卫生专科予以积极干预及精神药物治疗。应尽最大努力使患者康复，至少要将其自杀想法消除在萌芽期。

5. 抑郁症的预后 对青少年和年轻人的一项调查显示：患严重抑郁症的病人中有1/5以上的人企图自杀，这是抑郁症的最坏结果。未经治疗发作持续7～9个月的严重抑郁症，约有40%病例在2年内复发，70%病例在5年内复发。抑郁症发生越早，病程越严重且复发越多。对抑郁症患者的干预与治疗是一个复杂的系统工程，要求家长、学校、全社会共同努力，形成合力对患者关心、关爱与治疗，才能收到预防及治疗的双重效果。

（三）癔　症

癔症多发于青春期，发病率几乎是儿童期的3倍。儿童期男女孩发病率无明显差别，青春期开始后则女性患者明显增加。癔症患者大多具有天真幼稚、情绪不稳、反复无常、任性和容易接受暗示等特点。常在遇到不顺心的事情时，突然发作，倒地打滚、四肢抽搐、揪头发、撕衣服、大声哭闹等。发作时常有过度换气表现，发作时间的长短常与周围人的注意程度有关，常常是别人越急，越表示关切，发作的时间也就越长。癔症有时可呈流行性发病，尤其在集体场合，如女生宿舍中，由于学习压力过重，引起精神过度紧张或是因某个同学死亡等不幸事件引起集体焦虑导致癔症发作。发作常是第一个人首先跌倒在地，开始发作，继而许多人一起倒地，出现痉挛、呕逆、不由自主地狂笑等。出现这一现象时无须慌张，首先将第一个引发者带离现场，暂时隔离起来，然后对其他发病者做耐心的劝说工作，消除集体紧张情绪，只要治疗及时，一般无严重后果。

癔症的治疗以心理治疗为主，适当配合药物等治疗。可配合语言暗示，使症状减轻或消失，然后再对他们被压抑的冲动进行适当处理，可使癔症逐步治愈。笔者曾对一例女性患者注射葡萄糖与钙剂，加以暗示疗法收到立竿见影的疗效。

（四）强迫症

本病以 10～12 岁最为多见，男孩较多，起病缓慢。患者多数智力良好，特别爱清洁，见人彬彬有礼，爱思考，刻板拘谨，也有的表现为特别谨慎，胆小和害羞。

1. 强迫症的主要表现

(1)反复计数：患者一边走路，一边不停地数路边的电线杆、窗户、台阶、汽车等，或者反复地数数。遇到干扰时，他们如梦初醒，干扰过后又不由自主地数起来。

(2)反复回忆：比如，看了一场电影，他就会不停地反复回忆其中的一部分情节，有时静静地坐在那里，冥思苦想一些毫无意义的事情或情节，如太阳为什么从东方升起西方落下，自行车为什么只有两个轮子等。

(3)反复做某些动作：患者常常把已刷干净的碗筷刷了又刷，或把已装好的文具盒装了又装等。

2. 强迫症的诊断要点 患者自己明知不对，还是不能自我克制地去重复；已下决心一定要改，就是改不了。根据这些特点，强迫症应该与精神分裂症、孤独症等具有类似表现的疾病相区别。

3. 强迫症防治 强迫症的预后一般良好，经心理治疗后短时间可恢复正常。治疗方法中以行为指导疗法效果最为显著，也可以训练家长参与治疗以进一步巩固疗效。

此症预防重于治疗，发现青少年有强迫症苗头时及时纠正，多参加有意义的集体活动，最好及时进行心理咨询及矫正。

（五）恐惧症

恐惧症（恐怖症），是指青少年对某些物体（如某些昆虫）或某些情景（如黑暗、雷电）产生过分的、激烈的情感反应。较多见于女孩子。

根据人体行为的发展规律，在一定时期内，比如在学龄前期，对某些动物或者雷电等情景会有一些恐惧的反应，但不会因此而产生持续的情感障碍。如果进入学龄期或青春期，有些儿童还反复出现这类恐惧，而且反应强烈，并伴有腹痛、恶心、呕吐、大小便次数增加等症状，这就属于一种病态的情感，久而久之，会造成青少年社会适应不良，并且有相应的生理与心理改变。

在西方国家，常见一种“学校恐惧症”，多见于男孩。他们学习、生活、处事等各方面均正常，就是拒绝上学，如果强迫去了，就会出现睡眠和饮食障碍，并出现恶心、呕吐、腹泻、头痛等症状，只要回家则一切恢复正常。它不同于一般的逃学，学校恐惧症的产生，主要是因为不良的学校环境和教师的教育不当引起的，学生因不断遭受挫折或屡遭训斥，逐渐对学校产生反感，对学习失去兴趣。学校恐惧症预后良好，只要改变学校环境及教育方法就会痊愈。

恐惧症的治疗仍以行为指导为主，应通过耐心交谈和解释，一方面应找出诱发的外界刺激因素；另一方面可用保证和榜样示范等方法起到“脱敏”的作用，一般可不用药物治疗。

（六）神经衰弱症

神经衰弱症大多发生在青春期，女孩明显多见。

1. 主要临床表现

（1）以兴奋性增高为主：患儿表现急躁、不耐烦、不能忍受声光刺激、好发脾气、好激动、好与同学争吵。有时还会出现无诱因的恐惧和不安，并且有全身不适感，出现头昏、头痛、心悸、气短、多汗等症状。

（2）以抑制性增高为主：表现为情绪不稳定、反应迟钝、全身疲乏无力、忧郁、注意力分散、记忆力减退、学习成绩下降、食欲不振等。表现出心事重重，精神萎靡不振。

（3）睡眠障碍：患者可能有以上两种表现，时常交替出现，但不论以哪种表现为主，都有睡眠障碍这一症状伴随，如失眠、易醒和多梦等。

神经衰弱症起病一般缓慢，除表现出焦虑、消瘦、精神萎靡不振等症状外，常没有特殊体征，因此应注意与高血压、肝炎、营养不良、甲状腺功能亢进等疾病相区别。本病只要及时、合理地治疗，一般预后良好，但要采取有效措施巩固疗效，以防复发。

2. 治疗 治疗一般采取综合措施。其一是心理治疗，帮助患儿分析发病原因，了解病情性质，解除其疑病观念和焦虑情绪，使患者增强战胜疾病的信心。其二是药物治疗，可选用地西泮（安定）、氯氮䓬（利眠宁）等镇静药，以减轻紧张焦虑情绪。严重睡眠障碍者睡前可服用甲喹酮（安眠酮），但不宜长期服用，以免产生耐药性与依赖性，并且长期服用会影响学习和记忆力。其三是物理疗法，安排合理的作息制度，早睡早起，加强户外活动及体育锻炼等，均有益于神经衰弱症的治疗与康复。

（七）神经性厌食症

神经性厌食症起因于情感障碍，而以食欲极差，显著消瘦为基本特点。神经性厌食症是青春期女性最常见的功能性紊乱。通常的年龄范围是 12～25 岁，亦可见于 8～12 岁青春前期的青少年。男性发病极少，神经性厌食症女性与男性之比为 15∶1，近年来女性的发病率已达 5%。神经性厌食症在国外属于一种学校常见的心理障碍，但在我国还比较少见。

1. 神经性厌食症的发病原因　第一是心理因素：疑虑的心理状态，其中最常见的是一个"胖"字。青春期少女总希望自己有一个苗条的体形，有些人认为肥胖是很羞耻的，怕胖的心理压力，使她们产生对食物的厌烦，甚至反感，这种情感容易成为致病的潜在因素。第二是社会因素：社会上把"苗条"与有吸引力、成功和幸福联系起来，认为苗条妇女是健康和充实的。因此，多数妇女为了变得苗条而竭尽全力节制饮食。第三是家庭因素：家庭环境不良，如父母酗酒、家庭破裂、父母离异、父母冷淡等。因急性精神创伤或因长期精神不愉快都是导致神经性厌食的诱因。

2. 神经性厌食症临床表现　其突出的症状就是体重减轻。女患者表现有月经不调或闭经、便秘，严重者常见低体温、贫血、血压降低、脱发、电解质平衡紊乱等。由于过度限制热能摄入，当疾病进一步发展时，代谢障碍性并发症增加，而机体抵抗力减弱，易引起感染和电解质紊乱，严重者可能导致死亡。

3. 神经性厌食症的诊断　对肥胖过度恐惧，她们的体重较原有体重减轻 25%以上，或比当地同龄同身高者的标准体重低 2 个标准差以上，或其体重处于其年龄标准体重的第三百分位数以下；闭经 3 个月以上或月经初潮晚于当地女孩月经初潮平均年龄2个标准差以上；有心搏徐缓、呕吐或发作性食欲亢进现象；过分追求身材“苗条”，有强烈控制饮食的愿望，宁可为此挨饿；查不到消化道、心血管、内分泌等器质性疾病，无精神分裂症及其他精神障碍病史；发病年龄正值青春期阶段。

4. 神经性厌食症的防治 应包括心理治疗、家庭治疗、行为调整和药物治疗。

(1)心理治疗：帮助患者修正对体型的看法，通过心理治疗，缓解和消除抑制、内疚、焦虑心理，发展自尊心和自信心，增强独立性。心理治疗至少坚持几个月，最好维持一年以上。

(2)家庭治疗：发挥家庭的作用，家庭对患者发病有一定的责任，家庭成员应热情关怀，家庭与医生合作有助于患者恢复。

(3)行为调整：就是制定一个适用的增食计划，如体育活动、社会活动，以及体重增加时随时给予指导。

(4)医院治疗：对于严重病人如电解质紊乱、低血钾所致心律失常、极度营养不良等，需立即住院治疗。

此病预防重于治疗，主要是教育儿童青少年正确认识健康标准，体形保持正常状态，不刻意追求“苗条”。

(八)羞 怯 症

1. 羞怯表现 心理的觉醒几乎总是伴随着羞怯。通俗地说，在异性面前害羞，也就是开始懂事了。羞怯具有二重性，羞怯使少女更美、更具有魅力；羞怯使男女对爱情采取审慎的态度而不鲁莽从事，这就保护了情趣和审美情操。羞怯是初恋中最令人难以忘怀的心情，它使爱情具有无穷的回味。但是，羞怯过度而严重就产生了羞怯症，有时使人在爱情快来临的时候错过了机会，它对行为是一种遏制，而爱情的深化意味着羞怯的克服，因为羞怯症毕竟是心理不成熟的表现。

(1)病态羞怯的要害是对自己的恐惧：害怕自己在他人面前会脸红，会手足无措，会说不出话来。总之，怕自己失礼、出洋相。遗憾的是，越害怕，越紧张，就越不自然。英文称这种人为“自我意识者”，意思是说，在与人交往时，总是忘不了自己，总是要分析自己的内心活动，分析动机是否不纯，有些什么不应有的想法和情欲。因此，克服的方法是，社交时忘掉自己，专心去注意别人的言语、举止和表情，力图去了解别人的观点和意图，了解别人的心情。最重要的是面对现实不回避，在实际交往中克服羞怯。具体做法是循序渐进，先易后难。首先锻炼一般社交能力，逐渐过渡到在一对一的处境下与异性交往。

(2)克服方法：青少年的过分羞怯总是不好的。因此，有过羞怯感的人要有信心。信心加有计划的实际行动会使羞怯得到克服。过分羞怯的根子在于青少年时期缺乏社交的锻炼，父母亲往往只重视子女的学习和品行是否端正，而忽

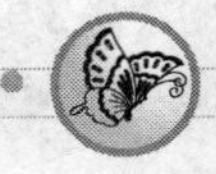

视了社交技巧和能力的培养，甚至对青少年限制太多，把他们关在家里，不让他们与同龄人游戏和交往。年轻的父母要吸取这个经验教训，从小培养孩子的社交能力，鼓励他们社交，使他们既有礼貌，又大大方方。

2. 羞怯起源　儿童开始知道自己的性别——是男的还是女的，大约是在1岁半到2岁的时候。这是在大人教他们上厕所和小便的姿势及学习语言等过程中逐渐学来的。儿童有时会注意两性外生殖器的不同，询问母亲自己是从哪里生出来的。但这只是好奇心和求知欲的一种表现，并非儿童对性问题特别感兴趣。精神科医生所遇到的儿童性行为问题在人口中只是很少数，不难纠正。以特殊病例为依据而建立起来的理论，似乎人人在婴幼儿时期就有确定的性意向和性行为，是一种过分夸大的说法，不可信，所以我国俗语说“两小无猜”。父母亲发现儿童有性行为时不要大惊小怪，更不要斥责和惩罚孩子，以免事情复杂化而变得难以解决。如果父母亲缺乏这方面的知识和有效的处理方法，可以求助于儿科医生或心理咨询师。

3. 性心理的觉醒　是在青春期开始的时候，这是与性生理的发育成熟密切相联系的。青春期的开始：月经初潮通常被视为女子青春期开始的最明显而可靠的标志。男子青春期一般比女子晚1～2年，以首次遗精为典型标志。按这个标准，女子青春期从12～13岁开始，男子从13～14岁开始。由于我国幅员辽阔，自然地理条件差异很大，经济发展不平衡，青春期的开始年龄也有地区差异。一般来说，温热地区青春期开始要早一些，寒冷地区较晚，城市居民比农村居民青春期开始要早一些。变异范围女子为 11～14 岁，男子为 12～15 岁。

（九）失眠症

失眠症又称睡眠障碍。当前青少年普遍感到学业压力大，作业多而杂，一般要做到晚上 10 点左右才能睡觉，孩子们都感到睡眠时间不足而疲劳。部分儿童青少年还产生了睡眠质量差，甚至出现失眠症，严重影响了他们的身心健康发育。

俗话说得好："吃药十剂，不如独睡一宿。""早睡早起，赛过人参补身体。""吃洋参，不如睡五更。""早睡早起，清爽欢喜；迟睡迟起，强拉眼皮。""早早睡，早早起；眼睛鼻子都欢喜；晚晚睡，晚晚起，浑身上下无力气。"

人生 1/3 的时间是在睡眠中度过的。大多数成年人每天需要 8 小时睡眠，但是这个数字对快速成长中的儿童青少年来说是不够的。对十几岁的孩子来说，保证足够时间的睡眠是很正常的。在青春发育期之前，人的身高在正常情况下，每年增长 5～6.3 厘米，而在迅速的生长发育阶段里，青少年的身高增长比这还要快。男孩子每年几乎要增长 12 厘米，这和 2 岁小孩的身高增长速度几乎差不多。我们都知道成长中的青少年需要足够的睡眠休息。但是他们实际上很少午睡，而且很可能在晚上都没有保证充足的睡眠。通过观察发现，男孩子睡眠时间需要更长一些。这是因为男孩在迅速成长的过程中，需要的热能远远超过了女孩，而且男孩子的身高增长时间几乎是女孩的 2 倍。在大部分女孩的青春发育已经结束时，男孩子的身体和大脑仍然在迅速地成长。

1. 睡眠充足的益处

(1)促进生长发育：人体的生长激素大部分是在睡眠中分泌，生长激素能促进人体身高的增长。生长激素分泌不足的人，个子会长得矮小，甚至患“侏儒症”。生理学家做过多次实验：每 30 分钟测定血液中生长激素一次，发现人的一天 24 小时中，大多数醒的时间里生长激素的浓度都很低，但在睡着 1 小时之后，都会出现一次明显的生长激素分泌高峰，随后连续出现多次分泌高峰，直至睡醒为止。因此，对于一个睡眠充足的青少年来说，生长激素分泌充分，生长发育就良好，个头就长得高，身体强壮。而长期睡眠不足，尤其是失眠症者，生长激素分泌减少，身体发育必然受到影响。

(2)提高智力：青少年的组织器官稚嫩，容易产生疲劳，大脑也是如此。当睡着时，大脑皮质的神经细胞处于保护性抑制状态，得到能量和血氧的补充，在消除疲劳之后，就具有更高的兴奋性。科学研究表明，睡眠时间的长短直接影响到学习成绩。夜间睡眠不足 8 小时的 7～8 岁孩子中，有 61% 成绩低劣，39%成绩平平。睡眠 10 小时以上的学生中只有

13%学习落后，76%都在中等左右，11%出类拔萃。专家们还发现，在睡眠不足的青少年中，口吃和其他语言障碍的倾向相对严重一些，反过来又会使他们学习成绩更糟糕。

(3)增强抗病能力：机体的免疫反应是在神经系统的调节下进行的，神经和精神状态直接影响着免疫力的高低。睡眠可以调节人体神经系统的功能，改善精神状态，因而也就增强了人体免疫力。美国一位医学教授认为：人在睡眠时体内会产生一种来自淋巴和骨髓的保护物质，这种物质是人体内的免疫机制之一，它可以预防和击退病原体的感染和进攻。青少年抗病免疫能力是很微弱的，因此睡眠也是提高其抗病免疫的自卫武器。

总之，家长们应该千方百计保证青少年有足够的睡眠，以利于他们健康的成长。

2. 要学会管理睡眠 健康的睡眠会给予人们健康的体魄。据有关资料介绍，现在我国民众对于健康睡眠的意识还很差。如何得到充足的健康睡眠？关键是学会“管理睡眠”。一般情况下，每天需要7～9个小时的睡眠时间，而青少年需要更多睡眠时间。不用担心睡得太多，人体内有生物钟，它不允许您睡得过多。争取每天在固定的时间起床、就寝，使生活变得有规律。锻炼身体后或入睡前洗个热水澡会使您感到身心放松，易于入睡。就寝之前的晚餐要清淡。切记，床是用来睡觉的，青少年不要在床上做作业或阅读。阅读，甚至谈话都会影响睡眠。

3. 失眠症的危害 睡眠是生命的基本需要，如同空气、食物和水是保持人体健康的基础。要知道世界上没有任何东西可以替代睡眠。成人每天保持7～8小时睡眠是不可缺少的。青少年保持足够的有效睡眠时间显得更为重要。医学界早已证实：睡眠障碍不仅会降低机体的免疫力，还会缩短人的寿命！

足够的睡眠和良好的睡眠习惯对青少年身心健康有重要影响。生理需要的睡眠时间与年龄因素密切相关，但睡眠时间长短和深浅，可有个体差异。

4. 失眠症的临床表现 失眠表现可有入睡困难、睡眠不实（觉醒过多过久）、睡眠表浅（缺乏深睡）、早醒和睡眠不足等。其中，以入睡困难、中途觉醒增加（易醒）、早醒最为常见，可表现其中一种或多种同时存在。

入睡困难指入睡潜伏期超过30分钟。有以下任何一项即为易醒：①全夜超过5分钟的觉醒次数在2次以上。②全夜觉醒时间超过40分钟。③觉醒时间占睡眠总时间的10%以上。早醒指睡眠醒起时间较平常正常的醒起时间提前30分钟以上。

失眠按其发生时间长短可分为：①一过性失眠，指偶尔失眠。②短期失眠，指为期2～3周或<6个月的失眠。③慢性失眠，通常指病程在6个月以上的经常性失眠。

5. 失眠症的治疗 须了解发生失眠症的原因，采取相应的治疗方法和对策。养成良好的睡眠习惯，按规定的时间睡觉。避免睡前任何兴奋活动或看惊恐的电视节目，减轻学习负担。对于梦行症青少年须防止越窗跌伤等意外。对于反复出现睡眠障碍的青少年，睡前可服适量地西泮（安定）或硝西泮（硝基安定），见效可连续治疗1～2周，如睡眠正常后可逐渐停药。学龄儿童、青少年失眠症者可服用小量阿米替林治疗，睡前服12.5～25毫克，每晚1次。最好到医院请专科医生诊治。

6. 失眠的预防　睡眠障碍是指在睡眠过程中出现的各种心理行为的异常表现。对于青春期青少年，良好的睡眠是其学习生活顺利进行的重要保障。睡眠不足将影响生长发育、认知功能及机体的免疫功能。

失眠症预防措施：尽一切努力消除影响睡眠的不利因素。

（1）环境因素：环境嘈杂、灯光太亮、居住拥挤等。

（2）生理因素：由于青春期神经内分泌的分泌模式变化引起睡眠时间的推迟，导致睡眠时相推迟综合征，这种综合征表现为入睡困难和早晨难以觉醒。其他因素有过饥、过饱等。

（3）心理和社会因素：青少年的学习任务繁重、情感需求和晚间的社交活动增多，使得就寝延迟。由于生理、心理和社会要求常常得不到同时满足，来自同伴、异性、学校和家庭的压力达到高峰，而青少年的情感成熟落后于生理功能水平，因此产生的焦虑是青少年失眠的最重要原因。

（4）兴奋性物质或药物使用：如饮茶、咖啡，服用中枢兴奋药等。

(5)其他:躯体不适;或某些心理障碍如精神分裂症、厌食症、躁狂症等的早期症状。

(十)发作性睡病

发作性睡病是一种以睡眠过多及白天不可抗拒的睡眠为特征的睡眠障碍性疾病。其特征是白天过度睡眠、猝倒、睡眠瘫痪和睡前幻觉。往往在青春期首次出现症状,但也有青春期前发病的病例报道。

本病可造成注意力不集中、学习成绩下降、学习困难,影响青少年的认知功能。还由于睡眠中有强烈幻觉,加大心理压力,出现情绪不稳定如抑郁及易怒、攻击等行为。

本病病因不明,其发生可能是环境因素与遗传因素相互作用的结果。

1. 临床表现 白天过度睡眠和猝倒是该病的两个最主要症状,部分病人同时出现睡眠瘫痪和睡前幻觉的被称为发作性睡病四联征。

其他症状包括自动症、夜间睡眠紊乱,以及记忆和视觉障碍。

2. 诊断与鉴别判断 儿童发作性睡病的诊断应依据详尽的病史,白天过度睡眠和猝倒是诊断本病的临床特征。必要时做多次睡眠潜伏期试验和多导睡眠描记术检查以辅助诊断。

在缺乏猝倒和家族史的病人，应与睡眠呼吸暂停综合征鉴别，后者也在青春期首次出现症状，表现为夜间多次短暂呼吸暂停发作后的苏醒，这种呼吸暂停是由气道阻塞及白天困倦加重所致。明确诊断需要在医院相关专科进一步做有关睡眠的实验室检查。

3. 治疗与预防　通常建议采用保守性治疗，兴奋药用于白天睡眠的治疗，抗抑郁药则用于防治猝倒。预防主要是寻找病因和诱因，加以预防。

六、青春期行为障碍

青春期行为障碍多数持续时间较长，有些患者随年龄增长症状可自行消失，但也有一些患者症状发展或顽固地保持着，形成成人期的性格障碍或病态人格。

（一）多动综合征

多动综合征（简称多动症）又称之为轻微脑功能失调，英文简称 MBD。它是一种常见的儿童行为障碍，发生率在5％～10％。多动症的高峰就诊年龄为 8～10 岁，男多于女（3∶1）。病史、儿童行为与活动观察记录材料是诊断的重要依据。在病史诊断中，症状表现至少持续半年以上，未满 6

岁或超过12岁者一般不宜轻易做出诊断，因为6岁前是很不容易与“小淘气”相鉴别的，12岁以后症状大多逐渐消退乃至恢复正常。

1. 病因 多动症的发病原因目前尚不清楚，可能是多种因素共同作用的结果。一种可能因胎儿、婴幼儿时期发生了轻微的脑组织器质性损害，如母亲孕期有风疹感染、母亲孕期服用某些药物、早产、产钳所致脑损伤及新生儿窒息、颅脑外伤及煤气中毒等引起的脑损害。另一种可能是大脑皮质生理功能异常，如觉醒不足或觉醒过度。第三方面可能是部分儿童有家族性倾向，有可能与神经递质的遗传性缺陷有关，属多基因遗传病。第四方面可能是心理因素导致，尤其是不良的育儿方式，有的儿童长期被父母忽视，有的则受到过分的溺爱，这都有可能产生不愿意或不能控制自己行为的不良习惯。

2. 临床表现 多动症的主要表现就是多动（活动过度），此外还有注意力不集中、易激动、易冲动、情绪不稳定等，所以是一种综合征。患者还常伴随有学习困难，但智力发育正常。多动症症状在幼年即有表现，主要是兴奋多动、睡眠障碍。进入学龄期，多动和冲动行为更加显著，上课坐不住，经常违反纪律。由于易激惹、易兴奋，所以整天不安宁。患者似乎有无穷无尽的精力，嘴里不停地说，手脚不停地动，却不显疲劳。他们很难忍受挫折，又不能控制自己的情感，所以经常无原因地与同伴打架。由于对行为无预见性，不知危险，很容易造成自伤、伤人等后果。但他们的情感却多数属于抑郁型的，自卑感很强。进入青春期之后，多动、冲动、注意力涣散等明显的症状有所减轻，而自卑、情感抑郁和破坏行为等确有明显增多。学习困难，接受能力差的表现也开始突出。多动症患者多数不经任何治疗可逐渐痊愈，但尚有一部分患者可延续为成年期性格障碍。

3. 诊断 多动症的诊断较为困难，其原因，一是缺乏特异体征，二是与正常儿童的表现之间常无明确的界限。对多动症的诊断，从发育角度，首先看年龄，如果随年龄增长多动现象减少，到学龄期已能静坐听课，那可能不是多动症，而是正常发育中的活泼好动。然后看场合，如果在运动场上活泼好动，大吵大闹，而在教室里能遵守纪律，集中精力听课，学习成绩好，这种也应属于正常范围。其次再看活动性质，正常的好动儿童行为可以控制，可以理解，而多动症儿童主要是冲动性行为，破坏性大，而且不能自身控制，毫不顾及所产生的后果。

4. 治疗 多动症的治疗应采取综合措施。首先，加强正面教育，充分理解好动是儿童的共性，对待他们不必过分严厉，只要将其活动控制在不过分的范围内即可。教育方式要因势利导，循循善诱，注意加强对他们注意力的培养，强调按时作息，生活规律化。然后可用行为疗法，一般以提供奖赏性条件反射疗法为主，对患者的非多动行为进行强化，以此减轻多动行为的发生频率。其次，帮助父母改变养育方式，通过定期咨询，重点介绍不同年龄阶段儿童心理发展的特点，正确教养方法和具体的养育措施。第三可适当用药物治疗，应在医师指导下慎用。

（二）冲动性行为

冲动性行为是指青少年突然发生的，通常会引起不良后果的行为。较多发生在学龄儿童中，他们活泼好动，他们喜欢活动，好奇心强，迫切希望了解自己不懂的一切新鲜事物，经常向父母及老师提出一连串的问题，但有时父母对他们提出的问题感到厌烦，甚至干预他们的好奇心。另有部分孩子娇生惯养，有求必应，百依百顺，当他们的要求得不到满足时，就产生强烈的情绪反应，常出现自伤、伤人、破坏财物等严重后果的冲动行为。

本症的治疗，主要是心理治疗，尽力消除不良外界刺激，对他们的合理要求尽量满足，对不合理要求则耐心说服教育，培养他们的是非辨别能力。

（三）孤僻与迟钝

孤僻是儿童、青少年在精神持续紧张的状态下发生的行为障碍，男孩较多。孤僻与迟钝两种表现通常相互伴行。

1. 表现 主要症状有不合群，对集体活动不感兴趣；他们生活在自己的幻想世界里；表情冷淡，行动迟钝。但他们又非常敏感，情感易激动或暴怒。

2. 孤僻行为的病因　心理压力持续存在，父母教养不当，如打骂、恐吓等，使孩子心情郁闷受压；家庭不健全，如父母离异、家庭关系破裂或重组家庭，使孩子精神过度紧张；体质差或病后初愈，大脑皮质功能尚未完全恢复，也会表现迟钝、呆板、易疲劳。

3. 治疗　主要是通过心理疗法，消除各种精神压力因素，引导儿童、青少年多参加集体活动，培养他们多方面的广泛兴趣，合理安排生活内容。

孤僻、自闭等都属一个范畴，只是程度有所不同。这类患者不与同龄伙伴为伍而独自活动，我行我素，但可以逐渐矫正，既要有耐心，也要有专业的技巧。电视剧《老大的幸福》中一位7岁自闭症患者乐乐，在“天使幼儿园”老师耐心教育下就恢复了健康。因此，只要方法得当，耐心教育，孩子的孤僻、自闭是能康复的。

（四）恐惧和胆怯

恐惧和胆怯是在不正确的教育方式下，因精神状态持续紧张而发生的一种行为障碍。

1. 主要表现　怕黑暗、怕巨响、怕独居一室和单独睡眠等。多见于学龄期儿童青少年。

2. 病因 由于父母育儿方式不良或惊吓引起的，恐惧时间过长，就会形成恶性条件刺激，产生不良后果。有的父母或长辈在孩子不好好睡觉时，常用“鬼”“神”“怪物”等恐吓孩子是不对的。

3. 治疗措施 纠正父母及长辈错误的教育方式，不要恐吓、体罚儿童，消除儿童的恐惧感。行为指导，尤其是“脱敏”法疗效较显著。恐惧行为应及早治疗，以免迁延，并要预防早期精神分裂症。

值得注意的是，社会上有些家长或长辈在孩子不愿意睡觉时，为强迫孩子睡觉而常用恐吓的方法，甚至打骂孩子，或将孩子一个人放在暗房中等行为来对待孩子，长此以往，会导致孩子在成长过程中产生恐惧症等心理障碍。

（五）饮食障碍

饮食障碍是由心理社会因素引起的一组非器质性病变。常见的饮食障碍是神经性厌食症和神经性贪食症。

1. 神经性厌食症 神经性厌食症是不良心理社会因素引起的长期厌食，早期为主动性节食、厌食，进而缺乏食欲、消瘦、内分泌代谢紊乱。近年来的发病率有所增加，成为西方国家新的“社会文明病”。据报道，在美国 16～18 岁女性神经性厌食的患病率为 1%，女性与男性的比例为 10∶1。

(1)病因

①饮食因素。饮食紊乱在许多青春期女性中可以见到,通常以单纯减肥的饮食行为开始,导致神经性厌食患者逐渐进入显著的体重下降和消瘦。

②心理因素。神经性厌食症者通常情绪紊乱伴有抑郁。在发病前的心理特征是过分依赖、发育不成熟、孤独。

③家庭因素。有家庭矛盾、父母过分溺爱或教养方法不当等问题,青少年可表现为敏感、非常任性自负、固执己见、追求时髦等特点。

④神经内分泌异常。在一些神经性厌食症病人中发现有生物源性胺类神经递质异常。

(2)临床表现:神经性厌食症几乎与每一个器官系统的紊乱都有关系,虽然还不肯定哪些是原发的,哪些是营养不良的后果。

①心血管系统。常见有心动过缓和直立性低血压。神经性厌食症的死亡率大约是10%,通常是由严重的电解质紊乱、心律失常和恢复期心力衰竭引起。女性表现为闭经,男性为性欲减退。

②血液系统。常有骨髓再生不良,周围血白细胞计数减少,贫血。少数病人血小板减少。

③消化系统。便秘在神经性厌食症是很常见的动力问题并发症。

④其他。呕吐,“水负荷”(为达到要求的体重目的而大

量饮水)，或滥用利尿药或泻药可致电解质紊乱。低血钾、低氯性碱中毒很常见。一些病人可以出现睡眠紊乱。低体温常见。骨密度异常低，但随体重增加而改善。神经性厌食症病人皮肤干燥，常见有毳毛。

(3)诊断：对神经性厌食症的诊断标准包括以下几方面。

①进食量明显低于常人。

②节食致体重减轻，至少达到下述标准之一。

※ 比原先体重减轻25%以上(减15%以上为可疑病例)。

※ 比标准体重低25%以上(低15%以上为可疑病例)。

※ 体质指数(BMI)低于17.5。

③担心发胖，且认为自己太胖。

④女性，常有闭经。

⑤厌食和体重减轻并非躯体疾病或其他精神疾病所致。

(4)治疗：本病尚无系统性治疗方法，大多数治疗方案是结合心理治疗、行为调节和营养康复。对抑郁症同时伴有饮食紊乱的病人应用抗抑郁药似乎有帮助，短期有效率大约是70%。

2. 神经性贪食症 神经性贪食症是一种无控制的多食、暴食病症。可反复发作，多见于女性青少年，并可同时伴发神经性厌食症。本病病因不明。

(1)临床表现：发作时有强烈的进食冲动，食量惊人，常常是吃到难受为止。暴食行为可伴有情绪烦躁、人际关系不良。患者因担心暴食使体重增加，故采用各种方法控制，最常见的方法是自行催吐。

(2)诊断

①发作性不可抗拒的摄食欲望或行为，一次可进大量食物。每周至少发作 2 次，持续至少 3 个月。

②有担心发胖的恐惧心理。

③常采用引吐、导泻、增加运动量等方法，以抵消暴食引起的发胖。

④不是神经系统病变所致的暴食，也非癫痫、精神分裂症等继发的暴食。

3. 治疗　多数病人需要住院进行心理治疗和药物治疗相结合，严重者须强行入院。

(六)性行为障碍

青春期后期，青少年性的心理发育已近成熟。性的意识，性的欲望和性的好奇心非常强烈。性幻想、手淫也很常见。而在此时期，性教育，包括性生理、性心理、性道德教育还较滞后。性知识在青少年中私下交流，在传播过程中被歪曲，特别容易受到一些黄色淫秽报纸、书刊、录像带、录音带、网络视频等的不良影响。早恋现象较普遍，青少年性犯罪的发生率在增加，以上这些问题对青少年身心健康已构成了严重的威胁。

1. 性行为障碍常见的表现　性行为障碍常见的表现

有：同性恋，表现为以同性者为性爱对象；窥阴癖，多见于男性，以窥视女性的性器官而获得性满足；露阴癖，是指男性在素不相识的女性面前暴露自己的生殖器；恋物癖，是指以异性贴身服饰为性爱对象；恋童癖，是指以未成年人为性爱对象；施虐癖，是指以虐待异性来获得性满足；受虐癖，是指以接受异性虐待而得到性满足等。性行为障碍还表现为性身份识别障碍，否认自己原有性别，要求通过手术改变自己的性器官，多见于男性。

2. 性行为障碍常见的类型

性行为方式异常可分为3种类型：一类是性行为选择对象异常，如选择同种同性（同性恋）；选择异种生物（恋兽癖）；选择非生物（恋物癖）。另一类是性行为方式异常，如通过窥阴、露阴、施加疼痛刺激（施虐癖）作为满足性欲的方式。最后一类是为满足性欲所选择的对象或采取的行为方式违反社会道德与规范，甚至触犯法律，如恋童癖、乱伦等。

性行为异常中，以同性恋的发生较多见。正常人的相爱都是指向异性，假如同性相爱，则称“同性恋”。近年来，随着改革开放的大潮，西方生活方式不断渗入，我国某些地区甚至在大学生中，同性恋和性病的发生率也有逐年增加的趋势。

因此，对青少年及时进行科学的性知识教育不仅仅是必要的，而且是非常重要的。

在日常生活中，有时由于现实困难，或重大挫折，会产生烦恼、失眠、厌食、全身不适等，但这往往是暂时的心理反应，不属于心理障碍。在此基础上如果产生严重的心理冲突，甚至出现自杀念头，则属心理危机。出现这种心理反应即表示出现心理障碍，如不及时采取有效措施进行干预，可导致严重后果。

认识各种心理障碍，了解其表现形式，是进行心理卫生保健的依据。

七、言语障碍

言语是人类特有的交流思想的重要工具，它与思维活动紧密相关。若语言信号的接受，中枢神经系统的整合及言语输出功能发生障碍时，均可引起言语障碍。言语障碍可能是心理过程紊乱，也可能是器质性疾病所引起。在儿童青少年中最常见的言语障碍是口吃。

（一）口 吃

口吃是指说话不连贯、不流利、多停顿、重复字音而造成语流中断的现象。常伴有情绪紧张，多见于男孩子。

口吃有两种形式，一种为痉挛性口吃，指多次重复第一个字或第一个音节。另一种为强直性口吃，指发第一个字或中途某一个词时难以发出。有些患者此时表现出神情急迫、跺脚、摇头、挤眼、拍腿、嘴唇颤抖等，使很大劲才可将音发出。由于时常引起教师的不满，同学的讥笑，不少患者形成孤僻、退缩、羞怯、自卑等心理障碍。还有些患者则表现易兴奋，易激惹，并有情绪不稳和情绪障碍反应。

口吃的原因大多数是精神创伤，如父母过于严厉、斥责过多、教养不当、同伴嘲弄等均为重要因素。有些儿童青少年模仿口吃者的样子，久而久之，也容易形成口吃的坏习惯。另外，有些患者是承袭了父母口吃、言语不清的遗传因素。患者往往易焦虑、紧张、孤独、烦躁不安等。一般来说，随着年龄的增长，如能给予及时的纠正、指导，口吃会有所改善。

对于口吃严重者应及早进行矫治，要引导儿童青少年在说话时，精神放松，消除说话时的紧张情绪。言语矫正训练应长期进行。武汉市曾有"口吃者俱乐部"，有几位口吃者为了自我克服及矫正口吃毛病，特地选择在公交车上宣传讲演，受到听众称赞后进步很快。

（二）选择性缄默症

选择性缄默症是指语言器官无器质性病变，智力、言语发育均正常，却表现得沉默不语。多见于学龄期儿童，女孩多于男孩。

临床特点是：沉默表现属选择性，对某些人，如教师、陌生人拒绝讲话，可长时间静坐不动，不言不语。但在家里对少数人，如父母、知己者却能亲切交谈。选择性缄默症与缄默症不同，后者属儿童精神分裂症表现，在任何场合对任何人都缄默不语。本症大多是恐惧、惊吓、生气等精神因素所致，用心理疗法矫治能收到较好疗效。

（三）语言发育迟缓

语言发育迟缓在儿童、青少年心理障碍中占重要地位。儿童、青少年在学语言时间上可有4～8个月的差异，但超过这个时限仍不会讲话，或语言含糊不清，只能说简单的单词，不会说完整的句子，此类即为病态。这类儿童、青少年多数智力发育正常。

本症的病因，一是平时缺乏语言训练及接受语言教育的条件；二是严重营养不良或长期患慢性消耗性疾病，影响语言中枢的正常发育；三是听力障碍所致；四是由于儿童孤独症，精神发育不全、脑部疾患等引起。第一种因素导致的患者，一般程度较轻，经过改善环境和加强训练即可迅速改善。后三种原因引起的症状较重，预后较差，应仔细加以区别产生的原因，并针对病因进行积极而有耐心的治疗。

八、青春期常见的社会问题

青春期社会问题即指目前所研究的“现代社会病”。现代社会病从广义方面是指与社会因素有关的疾病和医学社会现象;从狭义方面是指社会因素起主导作用而产生的疾病或医学社会现象。随着现代社会的进步和科技的发展,现代社会病变得越来越严重,更加引起人们的关注。早在1984年世界卫生组织就指出,全世界应关心和重视现代儿童青少年的健康和社会问题,这主要包括意外事故、自杀、少女怀孕、吸烟、吸毒、酗酒、精神障碍、智力低下及其他残疾等。很显然,在当代青春期孩子的卫生保健工作和青少年健康教育工作中,现代社会病已成为一项重要内容。这是增进青少年身心健康的社会系统工程,需要全社会的重视与关心,需要广大青少年的主动参与。当今,预防和征服现代社会病已成为全社会及广大的青少年卫生工作者一项迫切而重要的任务。青春期青少年常见的现代社会病有以下几种。

(一)意外伤害

青春期青少年生命力最旺盛、死亡率最低的时期,但意外伤害是威胁青少年健康的严重卫生问题。据有关资料介绍,全球每天死于意外伤害的人数高达16 000人,即全年超过500万,中国有70万,其中儿童青少年约占半数,意外伤害是我国1～19岁的首位死亡原因。

伤害是指因为能量(机械能、热能、电能等)的传递或干扰超过人体的耐受性而造成的组织损伤,如窒息导致缺氧和刺激引起精神创伤。因此，伤害不只限于躯体组织的损伤或功能障碍，还可导致精神创伤或心理障碍。伤害可以分为非故意伤害和故意伤害两大类。

在工业发达的国家青少年的意外伤害已成为威胁其健康的主要现代社会病，是青少年的第一位死因，成为导致严重疾患和残疾的主要因素。在发展中国家也有逐年上升的趋势。因此，儿童青少年意外伤害越来越为世界所关注，世界卫生组织已把意外伤害列为20世纪90年代人类健康面临的严重挑战之一。

意外伤害是指突然发生的事件对人体所造成的损伤，包括各种物理、化学和生物因素。意外伤害也是一种疾病，有其外部原因，同样也存在着内在的发展规律，通过采取适当的措施可以有效地预防和控制。

在美国，交通事故居伤害死亡的首位，其次为他杀、自杀、溺水和火灾。在我国，伤害死亡不论在城市，还是在农村，都已是造成儿童青少年死亡的第一位原因。1986—1999年上海市静安区5～24岁伤害死亡调查显示：伤害死亡占该年龄阶段总死亡的37.9％，死亡率为8.61/10万，男女死亡比例为1.52∶1。其中，10～14岁和15～19岁伤害死亡分别占总死亡29.1％和48.1％，死亡率分别为4.8/10万和12.4/10万。在10～14岁，伤害死因顺位依次为意外跌落、车祸、自杀、意外中毒和溺水，在15～19岁，其序位为自杀、车祸、意外中毒、溺水、意外跌落和他杀。

1990年世界卫生组织指出，在世界大多数国家，意外伤害是儿童青少年致伤、致残、致死的最主要原因。青少年（儿童）死亡率增加，使人群期望寿命损失比癌症和心脏病两者之和还多。在工业发达国家中，1～19岁儿童青少年意外伤害死亡率以美国最高，瑞典最低。世界各国的调查结果显示，儿童青少年意外伤害最常见的原因主要有车祸、跌落、烧伤、溺水、中毒和自杀等。但在不同国家存在一定差别，在美国发生意外伤害的种类以交通事故为最多，其次为他杀、自杀、溺水和火灾等。在我国，高意外伤害死亡率主要来自跌伤、溺水和自杀。意外伤害不仅对健康造成巨大危害，也给受害者的家庭和社会造成经济和精神上的沉重负担。据美国统计，1982年因意外伤害造成的直接经济损失达34亿美元，间接经济损失42亿美元。意外伤害还给青少年（儿童）及其家庭造成不良心理影响，产生怨恨、责备和犯罪感等。

意外伤害的发生随年龄、性别和种族的不同存在一定差异。据报道，男孩意外伤害的死亡率一般均高于女孩，并且随年龄增长这种性别差异加大。在不同年龄段中，以15～19岁年龄段意外伤害死亡率最高，1～4岁次之，10～14岁和5～9岁年龄段死亡率较低。在不同种族中，意外伤害的死亡率也存在显著差异。据报道，社会地位低的家庭青少年（儿童）意外伤害死亡率高，而社会地位高的家庭中意外伤害死亡率低。

有研究指出，身体和心理发展水平是影响意外伤害发生的重要因素。行为气质、行为动机和能力都与意外伤害的发生有一定关系。有研究发现,多动症的儿童比正常儿童更易发生意外伤害,这与他们的冲动性,注意力易分散,不需要的活动较多,不注意周围环境状况等因素有关。青少年(儿童)运动能力、语言、认知能力和社会情感等方面的发展随年龄增长而不断发展。其年龄或发育水平与意外伤害的类型和发生率有一定关系。因此,检查和了解他们的能力发展是必要的。

1. 意外伤害的危险因素 影响伤害发生的因素有内在(个人)和外在(环境)因素。

(1)个人因素:包括个体状态差异,如生理节律、神经系统成熟度、智力及事故倾向性等;性格与行为,如病态性格、社会心理失衡等;生活与遭遇,如紧张、压力等。青少年的身体和心理发育水平及状态是影响其意外伤害发生的重要因素。

(2)环境因素:包括家庭因素和社会因素等。

①家庭因素。主要指家庭的完整性与稳定性,文化、经济、生活方式,以及对子女的教育、关心、虐待与疏忽等。

②社会因素。指安全保障设施,如社区、学校等环境;特殊人群的事故防范,如儿童、残疾人的保护等;医疗保障条件如急救、医疗条件及水平等;加强安全教育、宣传及立法等。

2. 意外伤害的常见类型

(1)自杀:自杀是指自愿的、自己动手让自己死亡的行为,是一种自我惩罚和毁灭的行为。自杀的原因有:①遗传因素。有自杀行为的青少年有时可有家族自杀行为倾向,其父母往往有自杀企图的历史。单卵双生子有一个自杀的,发生双生同胞自杀的可能性增大。②心理障碍。精神疾患如抑郁症、厌世症、边缘人格、攻击性行为等与青少年自杀有密切关系。③环境因素。父母不和睦、有不良行为,亲子关系紧张可使青少年产生自杀。学校课程负担重、考试失败是近年来自杀的重要因素。其他如失恋、性行为问题、物质滥用等与自杀也有密切关系。

对有自杀企图的青少年需要心理专家的咨询,最好能够住院帮助解决存在的冲突及提供安全场所。在自杀发生前,常有许多心理与行为的改变,这些改变或征候可被父母、同学或同伴发现,应早期采取措施,防止自杀的发生。

(2)暴力:指一种威胁或身体力量对某人或一群人造成伤害或死亡。在美国,青少年枪杀在逐年增加。青少年暴力行为与发生在家庭内外的暴力有关,由于在儿童期受虐待和忽视、目击暴力、青少年性乱和体罚、遭受暴力和攻击可引起青少年今后发生暴力行为和犯罪。

对有暴力行为的青少年需要识别和干预。有进攻行为的青少年常伴有精神发育迟滞、学习困难、中重度语言障碍和心理障碍,如注意缺陷多动综合征等。

预防暴力需通过改变个人行为、改善家庭环境、提高社区和全社会整体环境的共同作用。

（3）车祸：即道路交通伤害，是指车辆如汽车、摩托车、电动车、自行车等交通工具在公用道路上行驶过程中，因违章行为或过失发生碰撞、颠覆等造成人身伤亡或经济损失的事故。

车祸的原因包括：①内源性因素。缺乏经验，未察觉到危险，不遵守交通规则和青少年的冒险行为。某些因素可改变心理状况，促发车祸发生，如紧张情绪、酒精或药物的使用等。②环境因素。如道路设计和质量问题，车辆安全因素如刹车的制动性不好，没有防护设施（如头盔）。③气候因素。如雨、雪、雾等不利气候条件下，车祸发生增加。

3. 对策　意外伤害的预防是一项社会性很强的工作，涉及的领域较广泛，政府和卫生部门及社会协同是意外伤害预防的关键。意外伤害全面预防战略应包括技术、法律和教育三个方面，这是预防意外伤害的最好方法。另一方面，意外伤害的预防在很大程度上还取决于完善的信息收集报告系统和科学社会管理。第一，建立意外伤害的信息报告和监测系统。早在20世纪60年代，美国就建立了全国致死性意外伤害的报告和监测系统，逐渐发展成了一整套预防系统。该系统主要利用计算机网络完成全国意外事故信息的收集和分析，以便为决策者提供可靠的信息。英国等国家也建立了家庭意外伤害的监测系统。这些系统的建立，对制定预防措施具有重要意义。第二，意外伤害的预防干预措施，主要包括预防技术、法律、社会动员和健康教育等几个方面。其中开展全民意外伤害健康教育是意外伤害预防干预措施的一个重要内容。在美国，通过由儿科医生对儿童家长进行安全咨询，在学校和社区开展烧伤预防教育、中毒预防的公共宣教，以及进行系统家庭安全检查，确定引起损伤的有害因素并加以控制，收到了一定的预防效果。对获得驾驶执照的最小年龄和最小饮酒年龄也都做了法律规定。

另外，还有毒品包装、易燃物品管理及儿童乘车安全的法规。有些国家还制定了一些法律，强制使用汽车安全带及摩托车防碰撞头盔等。

4. 预防措施 关于青少年（儿童）意外伤害的预防技术，目前国外常用的有预防青少年（儿童）交通事故的头盔、安全带等车祸防护设备；预防房屋火灾的“火灾自动报警系统”，如烟雾自动测定器及自动灭火设备，这些技术和设备对于青少年（儿童）意外伤害的预防起到一定作用。意外伤害的预防是一项综合性的系统工程，需要政府及各有关部门的支持和协作，才能收到良好的效果。我国也应建立青少年意外伤害的信息报告和监测系统，这对于预防青少年意外伤害的发生，降低他们的死亡率和伤残率，提高儿童青少年健康水平具有重要意义。

我国目前在农村的留守儿童较多，他们往往缺乏父母的关爱和监护，而爷爷奶奶们年龄较大，又缺少监护能力，所以这类儿童青少年发生意外事件的概率更高。仅以溺水伤害为例，每年暑期都有不少青少年（儿童）在水中丧失了幼小而宝贵的生命。因此，家庭、学校、社会等要紧密结合共同构筑防止意外伤害的屏障，对保护青少年（儿童）意外伤害的发生是十分重要的。

我国2013年1月1日起实施的《中华人民共和国未成年人保护法》是一部维护儿童、青少年身心健康发展的法律，其中第十九条提出“学校应当根据未成年学生身心发展的特点对他们进行社会生活指导、心理健康辅导和青春期教育”。这是防止发生意外伤害的根本。

（二）自　杀

自杀是指自己动手让自己死亡的行为。自杀既是医学现象，又是社会现象，是心理障碍的一种严重表现，是青春期常见的现代社会病之一。

自杀是美国青少年的第四位死因，其死亡率仅次于意外事故、恶性肿瘤和他杀。每年因自杀而身亡的青少年有5 000人，男女比例为3∶1。在自杀者中以青春后期的青少年为最多，如在15～19岁中企图自杀的人数比10～14岁阶段高10倍。我国近年来，随着青少年心理障碍及心理卫生问题的增多，青少年的自杀人数也在增加。一般多数发生在青春期的中、后期，即初中和高中学习阶段的青少年。但近几年，自杀发生的年龄有提前的趋势，在青春期早期就可能发生。据报道，某10岁儿童读小学三年级，因一次考试不及格,自我意识烦恼、苦闷,心理难以忍受,对现实感到绝望,放弃抗争,而走上自杀的道路。

自杀是由于主观或客观上无法克服的动机冲突或挫折情境造成的。主要原因有:①学习压力大。父母望子成龙,望女成凤,教育中高标准严要求,自己能力难以达到,心理上无法接受,酿成自杀。②对性发育、性成熟的困惑不解。有些青少年性冲动时往往控制不住自己而发生手淫,先是惊慌、恐惧、不知所措,接着是懊丧、追悔、自责、羞愧和焦虑、精神压力沉重,而使精神萎靡不振,神志恍惚,甚至悲观厌世,对人生丧失了乐趣和希望,从而导致自杀。③失恋。青春发育期由于生理的骤变,尤其是生殖系统的迅速发育,使得青少年心理发生了巨大的变化,突出表现在对异性的追求上,往往从朋友发展为恋人,多种原因使情伤失恋,以自杀了却终生,也使家庭破裂。④父或母犯罪、离婚、剧烈争吵等使青少年形成沉重的心理负担难以解脱而自杀。

自杀可有不同的心理社会文化背景,有的人用自杀作为进攻性和追求某种心理满足的手段;有的人因外界或自身生理、心理压力而感到绝望,作为企图摆脱的一种手段;还有的人存在无法解脱的生活问题、前途问题、经济问题等因素都可能成为自杀的诱因。

自杀通常是一种求救的方式,而且自杀常常不是一时的冲动,它是一个人为逃避现实中难以忍受的生活遭遇所作出的一种迫不得已的选择。预想自杀的人(包括易于冲动的青少年),在自杀前都会出现一些反常的行为。例如,情绪的改变(忧郁、焦虑等),行为的异常(失眠、食量过多或过少等),有自杀意图的表露(谈论自己的死或与死有关的问题)。若发现这些反常行为应尽快与心理卫生工作者或医生取得联系,采取果断有效的措施。例如,不要让他们单独行动,密切监视。要把自杀的用具、药物等保管好,不让其发现与获得。耐心说服,关心他们,同情他们,力所能及地帮助他们解决遇到的实际问题和困难,疏导他们的心理障碍。最佳方法是及时请心理咨询师为他们减轻或缓解心理压力,放弃自杀念头。这样,儿童青少年的许多自杀行为是能够防止的。

(三)少女怀孕

少女怀孕是青少年婚前性行为的严重结果,是由社会因素直接影响或起主导作用的社会性疾病或医学社会现象。

少女一般指处于青春期 12～16 岁的女孩子。导致少女发生婚前性行为的因素比较复杂。其一,随着生长发育的趋势,女孩的性发育、性成熟提前,而相应的性行为、性欲望也提前。所以,社会上流传“哪个少女不怀春”的说法。其二,在青春发育期女青少年的心理及精神、情绪、行为等方面发生变化,过分追求异性和爱情,若再加上所处生活环境不良,如家庭破裂,父母离异,致使对其子女关心教育不够及父母不良行为的影响。其三,处于青春期的女孩子似成熟又不成熟，似懂事又不懂事，情绪发育上有冲动性，而心理发育又具有闭锁性，有事不愿与父母或老师讲，于是容易受到社会上坏人的引诱、教唆而过早发生不正当的性行为，致使少女怀孕。少女怀孕成为美国社会的突出问题，据统计，美国每年有100万人次的少女怀孕，其中30%发生在15岁以下的女孩。

少女妊娠危害性很大。青春期女孩子由于生殖系统发育还不够完全成熟，尤其是卵巢功能还不完善，因此妊娠后容易发生贫血、妊娠高血压综合征、子痫及产后大出血、产褥感染等并发症，对少女的身心健康造成严重的损害，是少女最常见的死因。少女做人工流产更是具有一定的危险性，尤其是中期引产或非法药物堕胎等，都是引起少女死亡的重要原因。

少女怀孕对胎儿及婴儿的危害性也很大，如可致胎儿早产，低体重儿，先天畸形，体格、智力发育缺陷和高死亡率。其所生私生子还会带来一系列现代社会问题，如弃婴、孤独、虐童与冷落儿童等，使这些儿童的身心健康受到严重的摧残。随着他们年龄的增长，各种心理障碍、精神障碍，如焦虑、挫折、自卑、抑郁、不安全感等发生率是很高的，这些儿童青少年的行为也给社会带来严重问题。我国有优良的民族传统，青少年在社会、学校、家庭的关怀教育下，正在健康地成长。但随着改革开放逐步深入，西方腐朽的文化传入我国，对青少年身心健康影响很大。其中，少女妊娠在我国发生率有逐年增加的趋势，应引起有关部门的高度重视，加强对她们的教育，尤其是科学的性教育。

2015 年 6 月 2 日，《武汉晚报》在第 A03 版刊 登报道：“产科护士进小学课堂大胆谈‘性’”，此文引发了社会关注，评论认为，孩子听得认真，少数家长反对，性专家认为尺度不大。笔者认为是值得提倡的，但宣讲者要根据听众对象掌握好“度”与“量”，提供性科学正能量。

（四）吸　烟

吸烟是较普遍的不良社会现象，属于现代社会病之一。大量的研究表明，吸烟是目前影响人类健康最严重的不良行为之一。20 世纪 60 年代以来，世界卫生组织和各国有关部门在控制和抵制吸烟方面做了不懈的努力，并将 1988 年 5 月 31 日定为“世界无烟日”。号召在该日所有公民不吸烟，禁售香烟。世界卫生组织称吸烟为“20 世纪的瘟疫，慢性自杀行为”，是 21 世纪人类面临的两大社会公害之一。

青少年吸烟率达 20%～50%，呈逐年增多的趋势。一般学校初中生大约占 8%，高中生大约占 34%。青少年吸烟的原因是多方面的，其中最常见的原因是好奇好玩。由于青春期的青少年生理、心理等各方面发生了变化，处处喜欢把自己装扮成大人，学着大人走路，学着大人做事，学着大人抽烟。认为抽烟“有派头”“成为大人了”。有些学生抽烟是因为解除烦闷、无聊；有些学生是为了解乏、解困；还有的学生吸烟是由于家长的影响。据报道，吸烟家庭中青少年吸烟率比不吸烟的家庭高2.7倍。

有学者对219名中学生吸烟的原因进行了调查与分析，其结果详见表9。

表9　219名中学生吸烟原因分析

原　因	出现人次数	出现率(%)
好奇、好玩	102	46.6
烦闷、无聊	57	26.0
解乏、解困	36	16.4
和同学一起玩儿	35	16.0
高兴、舒适	20	9.1
其他原因	4	1.8

1. 吸烟对青少年身心健康的危害

(1)吸烟可促发和形成某些严重疾病，影响青少年正常生长发育：目前从香烟烟雾中分离出的有害物质高达1 200余种，如尼古丁、焦油、多环芳烃、亚硝胺、丙烯腈、β-萘胺、一氧化碳及某些重金属成分。这些物质长期吸入会对人体造成多方面的危害，尤其是对于正处在生长发育期的儿童青少年，因其代谢旺盛，对有毒物质的吸收比成人快，吸收量大，因此所受的毒害更严重，如使免疫功能降低，对呼吸器官天然防御功能有破坏作用，烟雾颗粒引起小支气管痉挛。所以频繁吸烟的青少年普遍咳嗽、多痰、通气功能下降，肺活量及最大通气量都明显减低，常常并发支气管炎、肺炎。《武汉晚报》(2014.8.1)报道。16岁少年初中毕业待业在家，每天至少抽2包烟，一年后导致双脚变紫，寸步难行——吸烟导致双下肢脉管炎发作。经过抢救性治疗才免除了截肢的危险！

(2)吸烟降低大脑学习能力，使记忆力下降：研究表明，每支香烟含铅量可达0.8微克，如果每天吸烟20支，进入人体的铅可达6.4微克。血铅含量超过允许的范围，将对人体造成很大的伤害，尤其是对智力影响，可导致痴呆，直接影响青少年的脑力、学习能力。吸烟可吸入大量一氧化碳，一氧化碳与血红蛋白的亲和力比氧与血红蛋白的亲和力大240倍。一氧化碳与血红蛋白结合形成的碳氧血红蛋白没有运氧能力，所以经常吸烟的青少年出现全身缺氧，尤其是脑部的缺氧，如头痛、头晕、乏力、记忆力下降等，并且智力、思维判断力也明显降低。

(3)吸烟可使性功能与生殖功能障碍：据报道，由于烟雾中毒性物质作用，吸烟者活动精子数减少，如果每日吸烟超过30支，活动精子数为精子总数的49%；每日吸烟10支以下，活动精子数则为总数的57%。不吸烟者的活动精子占总数的69%，差异高度显著。国外报道，吸烟的青少年血浆睾酮水平比不吸烟者低20%～30%。

(4)长期大量吸烟可导致劳动力的丧失和不良后果：从青少年时期就开始吸烟的人，慢性气管炎发病率高，发生肺气肿和肺心病的平均年龄也早。烟雾中的烟焦油含有主要的致癌物质——3，4苯并芘等；香烟中的亚硝胺、β-萘胺等物质都有明显的致癌作用。一般吸烟量越大，吸烟起始年龄越小，吸烟史越长，对身心健康的危害越大，后果越严重，发生高血压、冠心病、脑血管疾病、肺癌、食管癌、胃癌等的可能性也越大。调查指出，吸烟者动脉硬化的发生率和心血管病死亡率比不吸烟者高2～6倍。以冠心病为例，戒烟5年内，可使其增高的风险下降约40%。

(5)吸烟浪费金钱，容易堕落：青少年无经济收入，依附于家庭，长期吸烟又无经济来源，于是采取歪门邪道，不正当手段，如偷、抢、欺骗等索取钱物，甚至走向犯罪道路，严重危害其身心健康。当前有一个词叫“播肥”就是指个别不良青少年对弱者进行不正当的索取钱财来满足自己的某些欲望，严重者滑向了罪恶的深渊。

2. 戒烟与控烟措施 吸烟应是较易控制的危险因素，但往往被社会所忽略。世界卫生组织对全球积极开展防、戒吸烟活动予以高度重视，其中对青少年防、戒吸烟措施包括以下几方面。

(1)广泛深入进行健康教育：重点宣传吸烟对儿童青少年身心健康的危害，引导他们自觉地戒烟。

(2)为青少年创造良好的戒烟环境：如家长、老师不要吸烟，首先为青少年做好表率，身教重于言教。严禁公共场所吸烟，如办公室、商店、电影院、公园等，以减少对青少年的不良诱惑。

(3)自身教育法:将已形成吸烟习惯的青少年组织起来办学习班,启发其自觉戒烟,以现身说法,呼吁他们都要戒烟和抵制吸烟行为。

3. 我国青少年吸烟概况及戒烟决心

(1)“吸烟有害健康”是尽人皆知的事实。但是,我国拥有世界上最多的吸烟人口,每年有3.2亿的烟民正一步步“燃烧”着自己的生命和他人的生命。据《健康报》报道,2010年10月,中国生产的香烟盒上都已印制香烟警示图标。图案是以“腐烂的肺部、骷髅的头像、漆黑的牙齿”为主,目的在于防止青少年吸烟。北大儿童青少年卫生研究所指出,我国一些省、自治区、直辖市青少年学生平均吸烟年龄已经降低至10.7岁。

(2)目前,全球有13亿吸烟者,其中3.5亿人在我国,占吸烟总人数的1/3。吸烟是全球第二个主要死亡因素,每年大约导致500万人死亡。在我国,每年有120万人因吸烟而死亡,占全球吸烟有关疾病死亡人数的1/4。同时科学证明,被动吸烟者吸入烟雾造成的危害高于吸烟者。烟雾中含有焦油、砷、铅、汞等致癌物质。

(3)吸烟人群越来越低龄化令人震惊,引起了国家高度的重视。新版香烟盒的包装就证明了我国要与烟草斗争到底的决心。尤其是青少年,他们身体发育尚未成熟,一旦染上烟瘾,身体健康与素质就会越来越差,必然会影响国家未来的发展。控制青少年群体吸烟，就能让未来更加美好，空气更加清新，为自己更为身边的人增福。国家在呐喊：青少年请远离香烟！

（五）酗　酒

1. 酗酒对身体的危害　过量无节制地饮酒为酗酒，是影响身心健康，造成严重后果的异常行为。随着人民生活水平的提高，青少年在经济上随之富裕起来，除了保证生活上有足够的费用外，还能有多余的钱去喝酒。青少年喝酒多是群体的，而且都是过量，常表现一种酗酒行为，往往“一醉方休”，给他们身心健康造成严重的危害。酗酒对健康的影响有急性和慢性两类。前者包括急性酒精中毒、损伤、车祸、斗殴和意外死亡等；后者有慢性酒精中毒综合征、肝硬化、心血管疾病、肿瘤、神经精神性疾病等。

进入人体的酒精80％的量在十二指肠和空肠吸收，空腹饮酒60％于1小时内吸收，2.5小时完全吸收。绝大部分酒精都在肝脏中解毒，而青少年的肝脏发育尚未完全，解毒能力较差，在过量酒精的刺激下，肝细胞发生脂肪变性，轻则形成脂肪肝，重则将发生肝坏死，导致肝硬化，严重影响青少年的身心健康。过量饮酒后，由于酒精刺激脑细胞，使大脑的定时、定向等判断能力减退，容易引起车祸和其他意外事故，是造成青少年意外伤害的常见原因之一。经常长期酗酒可出现头昏，头痛，理解力、记忆力减退，学习成绩明显下降，而且面色苍白、精神萎靡不振、疲乏无力等。酒精对食管、胃黏膜都有不良刺激，久之常引起细胞的突变，诱发胃癌及食管癌等。有些青少年为发泄内心的兴奋或悲哀或显示自己"成人气派"，他们往往狂欢暴饮，常引起严重不良后果。轻则恶心、呕吐、语无伦次；重则大脑皮质下中枢和小脑活动受累时，表现为步态蹒跚、共济失调等运动障碍，如果这种抑制进一步发展，延髓血管运动中枢及呼吸中枢将受到抑制，从而引起中枢神经麻痹，出现沉睡、嗜睡、昏迷，甚至导致死亡。

青少年嗜酒，容易产生某些心理疾病，如心理脆弱或智力缺陷。据统计，经常饮酒者约15%可发展成为各种精神病。经常饮酒，还容易患酒精中毒性肝炎和脂肪肝，最终发展成为肝硬化。常饮烈性酒的人70%患慢性胃炎，50%患消化不良症，并且会诱发食管癌、胃癌、胰腺癌等。长期饮酒，可引起营养和代谢失调，造成蛋白质、维生素及矿物质供应不足，影响青少年的生长发育。

青少年饮酒，容易引起肌肉无力，性早熟。酒精对精子和卵子都有毒害，造成不育和影响胎儿生长发育。女性还容易未老先衰。有的人喜欢边喝酒边吸烟，由于烟中的尼古丁能溶于酒精，这样人体内的尼古丁含量更高，危害也更大，有这种习惯的人极容易患喉癌。酒精容易使脑细胞受到破坏，使智力、理解力和记忆力下降。世界著名的滑稽大师卓别林先生就是因为酒后回家照常服用催眠药一命呜呼的，教训深刻啊！全社会呼吁青少年要戒烟戒酒，确保身心健康发育。

2. 预防措施 大力开展对青少年的健康教育，宣传酗酒的危害性，同时去除青少年酗酒的环境因素，如在家中不要经常喝酒，父母要首先戒掉喝酒的习惯。另外，家长不要给孩子更多的钱，对他们的无理要求加以限制，帮助他们克服、纠正烟酒等不良嗜好，促进他们健康成长。

当然，在喜庆时节，人们常饮酒助兴，适当地喝一点儿啤酒或葡萄酒，对身体有解除疲劳、增进食欲、帮助消化的作用。但是，有些青少年喝起酒来不加节制，往往“烂醉如泥”，甚至染上“酒瘾”，沉沦其中，经常酗酒，对身体和心理发育危害极大。

解放军某医院曾救治了一名已完全昏厥并口吐白沫的女孩。经检查，女孩目光呆滞，属重度酒精中毒，有双目失明的危险。医护人员经过近6个小时的抢救，女孩终于苏醒过来。据了解，该女孩19岁，大学生。在和几个高中同学聚会时，由于高兴，喝了不少白酒和啤酒，之后开始头晕、恶心，不久出现昏厥现象，她的同学发现情形不对，赶紧将其送到医院抢救。据医生介绍，酒精中毒的危害很大，尤其是学生。

青少年酗酒比成年人的危害更大。青少年酗酒有以下几个特点：一是青少年平时很少饮酒，身体对酒精很不适应，体内短时间聚集大量酒精后，不良反应会更迅速和明显；二是青少年饮酒缺乏节制，容易受情绪和环境影响；三是不愿意在同学面前服输，往往是越喝越多，直到出现酒精中毒症状。重度酒精中毒的患者会出现昏厥、休克、呼吸困难、瞳孔放大,甚至双目失明、肝衰竭等,直至死亡。

(六)物质滥用

物质滥用是指反复、大量地使用改变自己的精神状态,而与医疗目的无关并具有依赖性的一类有害物质,包括烟、酒,以及某些药物如镇静药、镇痛药、鸦片类、大麻、可卡因、幻觉剂、有同化作用的激素类药等。由于青春期的心理特点、现代社会复杂性增加及各种药物的广泛可得,使得越来越多的青少年滥用这些物质。物质滥用造成心身损伤,已成为全世界一大公害,其中青少年受害最大。

个体一旦产生依赖性,便会不可自制地、不断地使用,以感受其产生的精神效果和避免断用产生的"戒断症状"。

滥用物质种类的发生率随年龄、性别、地区、种族和地理因素不同而异。据美国学生物质使用调查显示,在高年级学生中,酒精和香烟是最主要的使用物质,而大麻是最常见使用的违禁品。

武汉市调查 2 690 名青少年中吸烟率为 35.8%(963 人),男生吸烟率 51.48%,女生吸烟率 10.98%,开始吸烟年龄在 10～14 岁。贵州省安顺市的调查提示,1993 年 15～19 岁青少年违禁品滥用的现患率为 1.65%,到 1996 年增加为 2.30%,呈上升趋势。使用的主要毒品是海洛因和大麻。

1. 诱发因素 青少年物质滥用是为了达到各种目的，其心理社会学因素有：为了满足自己的好奇心，为了消遣和体验；尝试“成人”的角色，认为用药可象征着自身的成熟；认为可以提高学习效率；为了逃避现实，解除烦恼、焦虑，减轻紧张，寻求快乐；为了同伴的认可和接受等。

开始常常是模仿同伴或在同伴的纵容下使用。物质滥用更较常见于有抑郁症的青少年，以及对行为不良易感的青少年。

青少年物质滥用可能是心理和生理因素共同作用的结果。因此，在评价一个发现有药物滥用的青少年时，应考虑所用物质的类型、使用的环境（独自一人或群体场所）、次数和时间（经常或周末偶尔）、开始使用前的情绪（抑郁或兴奋），以及青少年的一般状态等各种因素，以此帮助判断物质滥用的严重程度。

2. 物质滥用种类及危害

(1)酒精的危害：主要是对中枢神经系统的损伤。酒精作为中枢神经系统抑制剂可产生欣快、头昏眼花、多语和短期记忆障碍等。血清乙醇水平很高时可以出现呼吸抑制。饮酒最常见的胃肠道并发症是急性腐蚀性胃炎，表现为上腹疼痛、食欲不振、呕吐和大便隐血阳性。长期大量滥用可致酒精性肝炎、肝硬化。青少年每天饮酒，数周后即可对酒精产生生理性依赖。

(2)烟草：吸烟是导致心血管病、慢性支气管炎、肺气肿、肺癌、喉癌、咽癌、口腔癌等多种癌症及呼吸道和胃溃疡等疾病的主要危险因素。动脉硬化的严重程度与吸烟期限有关，自青春期开始吸烟者动脉硬化的危险则增加。吸烟对健康的不良影响可在青春期就出现，如慢性咳嗽和喘鸣等。烟草中产生不良反应的主要成分尼古丁可刺激神经兴奋，使人产生依赖性。

《楚天都市报》(2014.10.22)报道，一名16岁开始抽烟者，吸烟30余年到53岁时肺功能仅为正常值的10%，只好进行手术治疗，但丧失了自理能力，造成了吸烟致残的终生遗憾！

(3)致幻剂：也称拟精神病药，包括大麻、麦角酰二乙胺。使用此类药物后产生类似精神病病人的表现，如生动的幻觉、片段的妄想及相应情绪、行为的改变。

另外，青少年中偶尔以吸入挥发性物质作为欣快剂，如吸入乙醚、氟利昂、油漆稀料、打火机用的丁烷和汽油等，这些挥发性物质也可引起幻觉。

(4)镇静催眠药：包括巴比妥类和苯二氮䓬类。这类药物的主要药理作用是使中枢抑制，临床上主要用于镇静催眠和抗焦虑。由于应用范围甚广，极易形成滥用。

(5)兴奋剂：包括可卡因、咖啡因、苯丙胺及哌甲酯(利他林)等中枢神经系统兴奋药物。临床主要应用于振奋精神，可致欣快感。此类药物反复使用甚易形成心理依赖。此外，合成类固醇药物作为兴奋药也有滥用现象。

(6)鸦片类:鸦片是从罂粟的未成熟果荚划痕处流出的乳白色渗出物干燥制得的,含多种生物碱,包括吗啡、可待因类罂粟碱等。吗啡是鸦片中主要的有效成分,医疗上主要用于镇静、止痛。吗啡及其衍生物包括海洛因、可待因是当今世界成瘾问题最严重的毒品之一。吗啡样镇痛作用的人工合成镇痛药物,如哌替淀、美沙酮等药物的使用也会成瘾。

3. 预防和应对措施

(1)预防青春期物质滥用的有效方法是加强对青春期青少年进行抵制物质滥用的宣传和教育,积极和努力对青少年进行心理疏导和精神帮助。使他们做到"珍爱生命、远离毒品"!

(2)对物质滥用的青少年成功的长期处理方法是,在生理解毒后进行连续的医学随访和提供适宜的社会和心理支持,以巩固效果。

(3)对此类青少年应加强法制教育,使他们认识到某些有害物质是法律禁止使用的,如大麻等毒品。

中国共产党十八届四中全会关于《中共中央关于全面推进依法治国若干重大问题的决定》指出,"把法治教育纳入国民教育体系,从青少年抓起,在中小学设立法治知识课程"。这是从根本上解决青少年物质滥用的基本措施。

九、青春期男孩常见的生理问题

（一）遗　精

遗精是青春期后期所有健康男性都有的生理现象。精液由精子、前列腺液和精囊液等成分组成。在精液中水分占90％以上，称为精浆，其余为蛋白质类物质，如精子等。成熟的男性排出几毫升的精液无损于身体健康，是正常的。但有些男孩把精液看得很神秘、很珍贵，遇到遗精就惊慌失措，把生理现象误认为病理现象，产生焦虑恐惧，形成沉重的心理压力。

一般每月遗精2～3次均属正常，但过于频繁遗精或一有性冲动就排精则属于病态。青少年频繁遗精的原因：其一是学习生活过度紧张而导致神经衰弱所引起。其二是青少年的高级神经中枢的节制功能还很不完善，容易受声、光刺激而产生性冲动导致排精。其三较常见的，也是危害较大的原因是手淫坏习惯。

防止频繁遗精的主要措施是合理安排学习生活，早起早睡，加强锻炼，劳逸结合。睡前不要过度兴奋，不要看有言情刺激的小说，不要喝过量的水。内裤要宽松，床铺不要过暖过软，棉被不要盖得太厚太重。睡觉姿势最好是侧卧。因为仰卧、俯卧容易刺激外生殖器。另外，可在医师指导下使用冷水浴的方法，逐步增强体质。要克服频繁手淫的不良习惯。

总之，频繁遗精并不可怕，在合理的生活制度及正确的预防措施配合下，是完全可以纠正和防止的，应解除青少年不必要的心理负担。若经上述措施处理无效，则有必要去泌尿外科进行诊治。

（二）过度手淫

手淫又称为“性自慰”，狭义地讲是指用手来抚摸自己的外生殖器，使心理上得到满足、达到性自慰的一种现象。广义地讲，用任何方式的自我与互相间的抚摸生殖器病，以求自慰和满足的性行为都叫手淫，男女老幼皆同。手淫在青少年中是一种较普遍的现象，国内一组资料提示86%有手淫史，发生手淫的年龄多为12～16岁开始，平均年龄14岁，与开始有遗精的年龄相吻合。手淫在我国是一种“隐私”，绝大多数人都不公开承认和谈论这种性行为。

多少年来，手淫到底有害、无害，还是有益？一直争论不休。尤其近10年来，手淫为男性普遍关心的问题，出版物中不同作者对手淫的评价颇不一致。如“手淫是没有害的，是性成熟过程中的正常现象，是一种正常的普遍的自慰性性行为”。但有人认为“手淫可以不射精，并作为阳痿、慢性前列腺炎等病症的治疗方法，等于加强生殖器的锻炼”，真是众说纷纭。对这个问题不能一概而论，如果是一个身心健康、认识正确的人，适度的手淫并无害处。特别是夫妻长期分居，女方有病，妊娠禁欲，婚后由于夫妻间的需求差异，不可能完全一致，某一方有时也会以此种方式来弥补其不足。那么，此时用手淫的办法是较为现实的、合理的。未婚男女，每月有规律的手淫1～2次，以达到心理上的或生理上的满足，并不影响健康。在医生指导下进行手淫的方式还是治疗某些性功能障碍的方法之一。临床上常用手淫采集精液标本，以供临床检验。总之，手淫本身不会带来任何损害和不良后果。

频繁手淫会成为不良习惯。有人甚至认为手淫可以代替性生活，手淫后又造成一种精神负担而难以自拔，特别是青少年发生手淫，会产生内疚和自责心理，往往想要改正，可是在生理的自发冲动下又难以自制，从善的心愿又遭到挫折，从而导致精神上的损害。而且过度手淫可造成一些泌尿生殖系统疾病、性神经衰弱等。主要表现为：①中枢神经系统和全身症状。如意志消沉，记忆力减退，注意力不集中，理解力下降，失眠，多梦，头昏，心悸等。②泌尿生殖系统疾病。慢性前列腺炎引起尿频、尿末滴白、下腹部及会阴部不适、腰酸无力、性欲减退、阳痿、早泄、不射精等。

青少年对手淫要正确对待。以预防为主，应用精神治疗、心理疏导的方法，加强精神文明建设和性知识教育，努力培养自己的德、智、体全面发展，将注意力集中于学习、工作中。特别应注意：①不看或少看具有性刺激的电影、电视、书报、画册、刊物。②生活要有规律，注意生活调节，避免穿着太紧的衣裤。③按时睡眠，被褥不要过暖过重，睡眠不宜仰卧和俯卧。④晚餐不宜过饱，不宜吃刺激性饮食，要戒烟、酒，少用或不用咖啡、辛辣之品。⑤养成良好的卫生习惯，注意保持外阴清洁，经常清洗，除去积垢以避免不良刺激。

总之，应鼓励男女青少年积极参加社会活动，减少对异性的敏感，避免早恋。对有手淫习惯的青少年，不宜严加指责，应帮助他们，建立信心与决心戒除手淫，切不能用夸大、恐吓的办法，否则会加重他们的思想负担。如有生殖系统炎症可服用消炎药等对症治疗，以消除患者的不适。

（三）痤疮

青春期的痤疮又名“粉刺”或“青春痘”，是青春期儿童青少年常见的生理病理现象，一般以男孩较多见。

痤疮一般不影响身体健康，但由于反复发作和感染，可使面部变得凸凹不平，影响面容的美观，而使儿童青少年感到非常苦恼。

痤疮是由于青春期内分泌失调，雄激素（主要是睾酮）分泌相对较多引起的。雄激素一方面可使皮脂腺扩大，皮脂腺分泌脂质的量大大增加；另一方面雄激素又使毛囊壁加速角化，形成大量的皮肤脱屑堆积在毛囊口，使毛囊口变得狭窄，这又导致脂质的分泌物排遣不畅，从而形成一个又一个的粉刺。粉刺会慢慢变大，如果不断地用手挤它，就会使它破溃，细菌在此处繁殖形成脓痂，这样反复发作的结果，新旧病灶的瘢痕、硬结等相互交织，使脸部呈现凸凹不平。若不用手挤掐就不会引起粉刺的感染，一般青春期过后会自行消退。

防治痤疮的主要措施：首先要保持乐观情绪，消除紧张心理，以防痤疮症状的加重；饮食应少油腻多清淡，多食富含维生素的蔬菜和水果，少食辛辣有刺激性食物；保持皮肤清洁，用温水、弱碱性肥皂水洗脸；禁用油脂化妆品，以免阻塞皮脂腺开口，加重痤疮；切忌用手挤掐粉刺，以免继发感染，加重病情，造成永久性瘢痕；症状严重者可用雌激素做短期对抗治疗，对减轻痤疮的反复发作有一定疗效，这种方法要在医师指导下应用。

（四）遗精、滴白、脓尿的区别

1. 定义　滴白、遗精、脓尿均是男性泌尿系统常见的症状，它们的共同表现是从尿道口排出白色的液体。在临床上，有许多人常把尿道滴白视为遗精而惶惶不安，也有一些患者将脓尿当作滴白而掉以轻心，延误了治疗。

（1）遗精：是指在无性交活动时的射精。睡眠时发生的遗精叫“梦遗”，在清醒状态下发生的遗精叫“滑精”。对没有结婚的青年人来讲，遗精是一种生理现象，大约80％的人有这种现象。健康的青壮年男子在没有正常性生活时,2周左右遗精1次是正常的。若1周数次或1夜数次,以及有了正常性生活还频频遗精,那就是病理现象了。

(2)滴白:是指在排尿前后,或解大便时,尿道口流出的少量白色分泌物,这种分泌物是前列腺液,也可称之为前列腺溢液,多见于前列腺炎患者。

(3)脓尿:是指尿中含有脓液。脓尿的外观呈浑浊状并可见到脓丝,感染严重时可有恶臭,一般的泌尿系感染不足以引起脓尿。较严重的感染,如肾蓄脓、膀胱憩室感染等,则可出现脓尿。肾结核病人的脓尿与普通化脓性感染不同,多为米汤样尿。

2. 遗精、滴白、脓尿三者的区别 由于滴白、遗精、脓尿的原因不同,处理各异,因此有必要把它们区别开来。

(1)排出方式各不相同:滴白是常在排尿前后或者大便时无意识地溢出尿道口;遗精一般要有射精动作;脓尿则是在排尿时流出的。

(2)量的多少不同:滴白的量很少,一般情况不超过1毫升;遗精排出的精液一般在2毫升以上,平均3～5毫升;脓尿的量最大,可与尿液的数量等同看待,一般可达数百毫升。

(3)性状各不相同:滴白为白色的稀薄液体;精液在刚刚射出时为灰白色,呈稠厚的胶冻状,约10分钟左右液化变为透明液体;脓尿则是外观浑浊,可见脓丝或呈米汤样。

若还不能分辨清楚,患者需将排泄出的标本带到医院或做实验室检查，然后得出准确的鉴别结果。

3. 遗精、滴白、脓尿的防治 遗精偶尔为之，不必处理；频繁遗精防治见前述内容。滴白多为前列腺炎所致，应到泌尿专科诊治。脓尿是泌尿系统感染所致，也应到泌尿专科诊治。三者共同的防治措施都应该注意并保持会阴部清洁与卫生，并且洁身自好，严防感染。

（五）睾丸疼痛

1. 睾丸疼痛的原因 这种疼痛经常是因为被球打到腹股沟部，或是因脚的靠近而被撞击。事实上，无论是哪一种方式，再强壮的人也不得不因为生殖器官被打而屈膝喊痛。还好，这种疼痛是很短暂的，通常几分钟就过去了。但有时候，睾丸痛也可能没有明显的外来刺激，其中最严重的睾丸痛为睾丸扭转，也就是供应睾丸血管的部位被扭转了。睾丸扭转是很难受的，任何患者只要发生都要立即到医院急诊，比睾丸扭转还常见的是附睾炎——位于睾丸后方如细绳般的管子发炎。此时睾丸也会感觉肿胀而且一碰就痛。

此外，有时睾丸痛是继发的症状，这意味着身体可能有其他部位的问题存在，如肾结石或下背痛，都可能会引起睾丸的疼痛。

2. 睾丸疼痛的治疗 睾丸痛可能是严重问题的征兆，特别是疼痛持续一段时间或是变得更严重，此时应该尽快去看医生。在此期间可采用以下措施暂时减轻疼痛。

(1)冰敷:如果睾丸受到严重撞击,请立刻冰敷,放些冰块在塑胶袋内,用橡皮筋绑紧,然后用毛巾包起来,冰敷15分钟,休息10分钟,再重复几次,如果几小时后疼痛没有消失,甚或更痛,应该马上看医生,这可能是有内出血。

(2)安静休息:受伤后不要做过于剧烈的运动或慢跑,并尽量避免阴囊碰撞到大腿。

(3)使用悬架装置:有一种称为阴囊悬带的装置,在走路时固定睾丸,有点类似运动托器,但是没有那么紧。稍微抬高睾丸能减轻疼痛。坐下时可让睾丸靠在小毛巾上面。

(4)止痛:如果需要止痛,不妨用布洛芬治疗。避免使用阿司匹林;阿司匹林是有效的血液稀释药,不宜选用。

(5)抗感染:如果因感染引起睾丸疼痛,应该用抗生素彻底治疗。

(6)针刺:根据经验,针灸对睾丸痛相当有效。但要专科医生诊治更好。

睾丸突然剧烈疼痛,应该尽快看医生。这有可能是睾丸扭转,而造成睾丸缺血,要立即接受治疗。因为睾丸一旦没有血液供给,会在几小时内缺血坏死。至于睾丸癌则很少会引起疼痛。但如果注意到睾丸有硬块,更应该尽早去看医生。

举例:《武汉晚报》(2014.10.5)报道,13岁男孩凌晨上厕所突然"蛋疼"——睾丸转180度"打结了",超过6小时会因缺血而坏死。主治专家分析认为，孩子在3点上厕所因温差太大，导致睾丸扭转，后经手术复位才缓解。专家指出，睾丸扭转5小时内复位有效率为83%，若＞10小时只有20%的效果，因此诊治越早，损伤越小。

十、男性生殖器官先天异常

（一）睾丸、附睾先天性异常

睾丸、附睾先天性异常，是胎儿出生时即已存在的发育异常，可表现为睾丸的数目、位置及大小等的异常，如无睾、多睾、异位睾、隐睾、融合睾丸等，而最常见的是隐睾。引起睾丸先天性异常的原因，涉及有遗传、放射线辐射、环境污染、化学性致畸物质、病毒或胎儿内分泌功能紊乱等方面。因此，重视孕妇保健是防止胎儿睾丸、附睾先天性异常的一个重要环节。

1. 无睾　极罕见。指单纯性无睾畸形，其内、外生殖器皆为男性，无染色体异常。

（1）病因：无睾发生的原因尚未确定，可能是由于：①胚胎期性腺发育障碍。②妊娠期某种因素（如睾丸扭转、血管栓塞）致睾丸血流供应受阻。③出生前或出生后不久由于睾丸扭转而使睾丸萎缩。

（2）病理：通常将无睾分为三类：第一类，单侧睾丸缺如

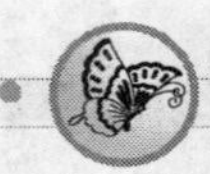

伴同侧肾、输尿管缺如。这是由于胚胎发育第 41 周，单侧未形成生肾索（为睾丸、肾及泌尿生殖道的原基）所致。第二类，单侧无睾丸，泌尿系统正常。这可能是由于胚胎发育的第 6 周，由卵黄囊应迁移到左右生殖嵴的原始生殖细胞全部迁移至一侧所致。第三类，双侧无睾丸，泌尿系统正常。这可能是由于核型为 46XY 的正常男性在胚胎性分化期男性形成后（12～14 周）因某种原因使睾丸退化、消失所致。

（3）诊断：诊断无睾丸时必须与隐睾或异位睾丸相鉴别。任何年龄的男孩，绝大多数经用绒毛膜促性腺激素（hCG）后，其睾酮水平增高，故以此作为鉴别方法。当双侧睾丸不能触及时，如 FSH 和 LH 增高，注射 hCG 后，睾酮不升高，可诊断为无睾症。若注射 hCG 后，睾酮水平升高或睾酮对 hCG 无反应，但 FSH 和 LH 不增高，则须手术探查，至少应存有一个睾丸。

（4）治疗：单侧无睾症如无其他并发畸形，临床多无症状显现，患者很少求治，无须治疗。双侧无睾者青春期可用激素替代治疗以促使男性化。从心理治疗出发，可将人造睾丸植入阴囊内作为假体，外形和感觉均较满意，但无生殖能力。也可选择同种异体睾丸移植。

2. 多睾　系指阴囊内有两个正常的睾丸外，还有一个额外睾丸在一侧阴囊内。此症极为少见。

（1）病因：睾丸由胚胎的生殖嵴演化而来，多睾的发生是由于胚胎早期生殖嵴内上皮细胞群分裂的结果。

(2)病理：多睾症的额外睾丸可能较正常者为大，也可能较小，经常位于正常睾丸的附近，它可具有正常的附睾和输精管并有精子生成能力，或与正常睾丸共具有一个附睾和输精管，绝大多数病例中，额外睾丸已下降位于阴囊内。

(3)诊断：多睾症一般无症状，除非并有疝或额外睾丸发生扭转时才被发现，或是患者在阴囊内扪及一肿块而行手术时被觉察。但其确诊仍需有组织学检查的证据。

(4)治疗：一般无须治疗。如有萎缩或其他病理情况，则可切除。切除时需注意勿损伤同侧正常睾丸的输精管。一般情况下的手术探查目的是核实其诊断。也有额外睾丸发生扭转或恶变的报告。

3. 融合睾丸　融合睾丸是两个睾丸相互融合成一个。此症极为罕见。融合睾丸可位于阴囊内或腹腔内，以后者居多。其所属的附睾和输精管各自分开。大多数融睾者合并有融合肾、马蹄肾等重要的泌尿和泌尿生殖器异常。因此，有的学者认为融合睾丸的发生可能与两侧肾的融合有关。

4. 隐睾　隐睾系指一侧或双侧睾丸停止于下降途中，未进入同侧阴囊，为男生殖系统先天性异常中的常见疾病。据报道，早产儿隐睾的发病率约为30%，新生儿为4%，1岁时为0.66%，成年人则为0.3%。发病率在生长发育中逐渐降低，表明在出生后睾丸仍可继续下降，至1岁以后，继续下降的机会就明显减少。

(1)病因：隐睾虽然常见，但其病因尚未完全阐明，可能与下列因素有关：①内分泌障碍。母体妊娠期缺乏足量的促性腺激素，可能影响睾丸正常下降。某些双侧隐睾经促性腺激素治疗后睾丸可以下降，或个别双侧隐睾于青春期自行下降至阴囊的实例，都说明了激素与隐睾的关系。②睾丸的某种缺陷，不对促性腺激素产生应有的反应，或精索发育障碍，使睾丸不能正常下降。③解剖上的发育异常，如睾丸系膜太短、睾丸系膜与腹膜粘连、睾丸血管发育异常、睾丸引带缺如、引带太短或固定、腹股沟管过窄、皮下环过紧等，都可以阻碍睾丸下降。

(2)病理：隐睾常有不同程度的发育不全，其体积较正常睾丸小且软，部分病例伴有睾丸附件发育异常，如睾丸与附睾分离，附睾头或输精管缺如。显微镜下可见曲细精管蜕变，上皮细胞萎缩，有生精功能障碍。近年来许多研究证明，无论是光镜或电镜检查，隐睾的组织学从2岁起就有明显病理改变。认识这一点对决定治疗时机具有指导意义。

(3)并发症：隐睾的并发症有：①不育。隐睾周围的温度较阴囊内高1.5℃～2.5℃，已证实滞留在腹股沟管内或腹腔内的睾丸不能生成成熟精子。故双侧隐睾者有失去生育能力的可能，单侧者也偶有不育。②疝。隐睾者多伴有鞘状突未闭而发生腹股沟斜疝。③睾丸损伤。这是由于睾丸处在腹股沟管内或耻骨结节附近，比较浅表、固定，容易受到外力的直接损伤。④睾丸扭转。未降睾丸发生扭转的概率较阴囊内睾丸要高得多。⑤恶变。发育不良和受伤后的隐睾容易发生恶变。发生恶变的时间多在20岁以后，比正常睾丸恶变的机会大20～48倍。高位隐睾更易恶变。将隐睾放入阴囊并不能防止以后的恶变，但置入阴囊就容易被发现。⑥精神和心理影响。由于阴囊空虚，睾丸的位置和大小异常，可使隐睾患者产生自卑心理，对不育的忧虑会引起精神上的痛苦。

（4）症状与诊断：隐睾患儿一般并无自觉症状。其主要表现为患侧阴囊明显地发育不良，单侧者表现左、右侧不对称，双侧者则阴囊扁平。

诊断主要从检查体征确立。但应注意阴囊内没有睾丸并不都是隐睾症，应仔细检查。对扪不到的隐睾，术前如何判断患侧有无睾丸和睾丸所处的位置，需通过一些特殊检查，如B型超声波、腹腔镜检查和睾丸静脉造影等才能确定。

（5）治疗：隐睾治疗的目的是保全患者的生育能力，避免精神心理的不良影响，减少性功能不正常情况，预防并发症的发生如尽量降低恶变的发生率等。治疗的方法分内分泌治疗和手术治疗两种，都必须由专科医生处理。

5. 异位睾　睾丸下降过程中，出皮下环后未降入阴囊而转位于腹外斜肌浅面的腹壁皮下组织内或会阴部，大腿内侧皮下，或对侧阴囊内称之为异位睾丸。

异位睾丸的治疗原则与隐睾相同，可采取手术复位，置于同侧阴囊内。其预后较隐睾为好，它是以解剖学的特点离开了自然下降通路，多能适应于睾丸的功能活动。因此，有人认为可将异位睾丸作为一个正常的器官。

6. 附睾先天性异常 正常附睾应该与睾丸很好地连接。在胚胎发育过程中，由于某些原因造成附睾与睾丸不连接，则形成许多类型的附睾畸形。

(1)病因：引起附睾先天性异常的病因尚不清楚。由于输精管是由与附睾管相连续的中肾管远端部发育而来，故附睾先天性异常时常伴有输精管的先天性异常。

(2)病理：附睾异常的病理可分如下几种类型：①无附睾。②附睾头与睾丸不连接。③附睾中部未发育。④附睾中部闭锁。⑤附睾与输精管呈长襻形。⑥附睾头部囊肿。

(3)诊断：附睾先天性异常者常以男性不育而就诊。检查附睾内有无精子对诊断起主要作用。如附睾内无精子，则应想到附睾与睾丸的连接处畸形。

(4)治疗：单侧附睾异常者，不影响生育，不必治疗。双侧者治疗很困难，采取手术连接睾丸与附睾间的生殖管道不易成功。对合并有隐睾者，应行睾丸固定术，将睾丸移至阴囊内。

(二)输精管先天性异常

输精管先天性异常比较罕见，临床上偶见输精管先天性异常的报告。主要有输精管异位、输精管缺如、输精管发育不全、重复输精管等。

胚胎发生时，输精管由中肾管衍化而来，而睾丸自生殖嵴发生，故输精管有先天性异常时并非睾丸一定也有畸形。然而，附睾、精囊、射精管也是由中肾管发生，因此当附睾、精囊存在畸形时往往伴有输精管异常。

1. 输精管缺如　输精管缺如相对其他类型输精管先天性异常来说，发生率较高。可发生在单侧或双侧，以单侧多见。综合90例统计，单侧者74例，双侧者16例。其原因可能为胚胎发育过程中，中肾管发育停止、闭锁或变性，结果导致输精管缺如。此症往往合并有附睾发育不全或缺如，甚至伴有精囊、射精管、输尿管及膀胱三角区完全缺如。

2. 输精管发育不全　输精管发育不全是指输精管全部或部分发育不良，呈纤细状，或其内腔闭锁不通。此症不同于输精管炎症、输精管肿瘤等所致的输精管病变。病理检查时不存在炎症、肿瘤等病变，仅表现为输精管的严重纤维化，以及组织结构的发育不良。

3. 重复输精管　重复输精管可发生于单侧或双侧，是由于胚胎早期重复侧的中肾管重复达成。但报告的病例中，大多数重复输精管侧有两个睾丸，各有自己的输精管。患者无临床症状，性生活正常。重复输精管者可因绝育术时只结扎了两条输精管中的一条而发生再育。

4. 输精管异位　有学者报道8例，有一侧或双侧输精管异位，表现有输精管位置偏离精索或开口异常。此症常伴有其他泌尿生殖器官畸形。8例中，有6例伴有其他泌尿生殖器官畸形，3例伴有先天性肛门闭锁。

治疗由泌尿科或男科专家根据病情合理进行。

（三）阴茎先天性异常

阴茎异常可分为大小异常及位置异常。多与其他畸形同时出现。

1. 阴茎完全缺失 多合并尿道畸形，治疗相当困难，施行阴茎再造成形术但效果不理想。也可以切除睾丸，做尿道阴道成形术，青春期后用雌激素保持女性性征。

2. 潜伏阴茎 阴茎发育短小，而被会阴、阴囊、耻骨等处的脂肪组织所掩盖，随着发育过程中脂肪减少，阴茎才暴露出来。也可以通过整形手术把阴茎“解放”出来，就能恢复正常了。

3. 先天性阴茎扭转 阴茎扭转时，尿道口方向改变。少数患者可有勃起时的隐痛等症状。本症还容易合并异常勃起。最好进行手术矫治。

4. 双阴茎 可平行排列或前后排列。

5. 阴茎过大或过小 罕见。过大时可做整形术截短。过小的病因复杂，需针对病因适当处理。

6. 包茎 占男孩子25%以上，但成年人包茎明显少于儿童青少年。可分为生理性包茎、假性包茎（包皮过长）、真性包茎和嵌顿包茎。如果包皮与龟头粘连，或包皮有横向走行的血管，或包茎严重而不能翻起清洗，都可能限制龟头的发育，甚至出现包皮垢与尿中沉淀物、细菌等构成的硬疙瘩（结石）。争取尽早手术治疗——包皮环切术，一劳永逸。

7. 尿道上裂或下裂　后者多见，前者少见，可影响勃起功能与排精功能。力争早做修补手术。

（四）精囊腺先天性异常

精囊腺（亦称精囊）先天性异常较罕见。可分为精囊发育异常和精囊囊肿两类。

1. 精囊发育异常　精囊腺是由中肾管衍化而来的，在胚胎发育的过程中，每一条中肾管的尾端突出节形成精囊腺，当某种原因引起中肾管发育不良，或者是发育不全，或发育后主节退化，则导致精囊腺不同程度的发育异常，常同时伴有附睾、输精管等的发育异常。

2. 精囊囊肿

（1）病因与病理：根据囊肿发生的来源可分为精囊囊肿和胚胎期副中肾管残端所形成的囊肿两类，后者常伴有其他泌尿生殖系器官畸形，如尿道下裂、两性畸形、同侧肾不发育等。

（2）诊断：囊肿较大时可压迫膀胱或尿道，引起排尿障碍，有时排出血精及尿道无痛性血性分泌物。腹壁双手扪诊及直肠指检时扪到囊肿。

(3)治疗：较小囊肿，应严密观察。较大者，需行囊肿切除术。一般可经腹或会阴切除。术时应仔细，以免造成性功能障碍。

(五)前列腺先天性异常

1. 无前列腺 前列腺完全或部分缺如很少见，约占男婴尸检的1/3 000。多伴有其他泌尿生殖系器官畸形。此症可由直肠指检查出。患者常表现有性功能减退，甚至不能勃起。不分泌前列腺液，因此射精量很少。

2. 异位前列腺

(1)病因：在前列腺正常部位以外发生的前列腺组织称之为异位前列腺。胚胎期的发育缺陷、青春期前的性激素刺激等，可能有异位前列腺的发生。

(2)异位部位：异位前列腺可出现在不同部位，如膀胱三角区、阴茎根部、残留脐尿管的末端、前列腺部尿道内等。在前列腺部尿道内的异位前列腺，往往以“尿道息肉”的形态出现。

(3)临床表现：位于膀胱和尿道内的异位前列腺，大多以血尿为主要症状。有学者总结报告的一组68例尿道内异位前列腺患者，95.6%有血尿。

(4)治疗：尿道内异位前列腺，由于多呈息肉样形态，单纯电灼治疗即可收效，术后未发现复发和恶变的病例。膀胱内异位前列腺，可被误诊为膀胱癌而行全膀胱切除术，故应提高对本病的认识。

3. 前列腺囊肿 前列腺囊肿有先天性囊肿和后天性囊肿之分。先天性前列腺囊肿又有两种情况，一种是前列腺的囊上发生的囊肿，称前列腺囊囊肿；另一种为前列腺本身存在的先天性囊肿。前者远较后者为多见。

(1)病因：前列腺囊肿起源于苗勒管的融合末端，并被认为与女性的子宫与阴部上部相类同，故被称为“男性子宫”。

(2)诊断：患者的症状依囊肿的大小而不同。可表现有尿急、尿频、排尿费力、尿线细、残余尿及尿潴留，血尿极少见。直肠指诊可于前列腺上方正中线触及囊肿。精囊囊肿位于前列腺侧方，内含精子，可资鉴别。静脉尿路造影可与输尿管囊肿相鉴别，并可发现伴发的泌尿系畸形。超声波等检查可帮助排除其他前列腺疾病。

(3)治疗：对较大囊肿可经耻骨后或经会阴手术切除，但有时切除难以彻底，有主张骶脊径路，暴露较好可完全切除。

(六)尿道先天性异常

1. 尿道上裂 胚胎发生尿道上裂表现为尿道背侧部分或全部缺损。常与膀胱外翻并发。

(1)临床症状：尿道上裂可分为阴茎头型、阴茎体型和完全型 3 种。

(2)治疗:尿道上裂外科治疗的目的是重建尿道和控制排尿功能。根据不同的类型可选择不同的手术方法,有针对性的治疗。

2. 尿道下裂

(1)临床症状:根据尿道口所在的不同部位,将尿道下裂分为 4 种类型。①阴茎头型。②阴茎型。③阴茎阴囊型。④会阴型。

(2)治疗:治疗的目的是使生殖器尽量接近正常并能控制尿流,使患儿成年后有生殖能力。对不同类型的畸形,应考虑采用相对应的治疗措施。

总之,对生殖器官的各种先天畸形的处理是宜细不宜粗,宜早不宜迟,千万不可掉以轻心。一旦发现先天性生殖器官畸形,都应当到医院去求治。

(七)包皮过长和包茎

包皮很薄,皮下无脂肪组织仅含有平滑肌层。包皮内与龟头之间有许多变形的小皮脂腺,可分泌极臭的液体,与尿中之沉积物结合,成为尿垢或称包皮垢。

有学者曾对某大学新生入学体检 2 447 人,其中包茎与包皮过长 604 人,发生率为 24.7%;其中包皮过长 495 人,占 20.2%;包茎 109 人,占 4.5%。近年来,性学专家对我国的 5 172 名中小学生进行外生殖器检查，发现包茎发生率为 10.1%，包皮过长发生率为 67.7%。

1. 包皮过长　指包皮掩盖了龟头及尿道外口，但能自由翻转于冠状沟之上。包皮过长完全掩盖龟头和尿道口称为增殖型包皮过长，仅掩盖龟头的一部分，则称为萎缩性包皮过长。

2. 包茎　是指包皮掩盖了龟头及尿道外口且不能自由翻转于冠状沟以上。包皮所以不能翻转，或由于包皮口过小，或由于包皮和龟头形成粘连。包皮过长可因炎症形成粘连而变为包茎，包皮口过小时会影响尿流。包皮过长不一定为包茎，但包茎却是包皮过长，而且包茎的情况较包皮过长严重。

3. 包皮过长与包茎的主要危害

(1)阻碍发育：患有了包茎，阴茎、龟头发育常受限制，由于发育受约束，从外表看似小阴茎。

(2)感染：尿中之沉积物与尿垢积于包皮内，成为细菌培养基，或因刺激而致感染发炎，并导致包皮粘连，严重时还会造成不育。

(3)阻塞：由于包皮开口过小，尿液排出受阻而蓄积在包皮腔，待包皮腔膨胀后再慢慢流出，排尿困难时发生明显的反压现象。膀胱壁较弱处，因压力高而使之突出，形成膀胱憩室；此种憩室壁甚薄，受外伤后易破裂。若长期持续严重的反压现象存在可引起输尿管扩张和肾盂积水。由于长期存在排尿困难，致腹压增加，可能有直肠脱出或形成疝气等，有时出现“憩室性双重排尿”。

(4)结石：由于发炎之后，黏膜上皮细胞脱落，作为中心核，形成包皮结石。父母一旦发现孩子包皮腔有小硬块时大多感到十分焦虑，其实只要稍稍扩开包茎环即可取出结石。

(5)性病：包皮过长或包茎由于内板和龟头经常处在潮湿环境下，易感染尖锐湿疣、淋病等性病。

4. 治疗方法 包皮过长者要注意个人卫生，定期清洗包皮以防引发细菌性或病毒性疾病。对于包茎患者，一定要引起足够的重视，因为包茎不但会引起水肿、瘀血、疼痛等症状，而且会有排尿困难。如果延误病程，常会引发龟头包皮炎，局部发痒，甚至从包皮口流出脓液。

常用“包皮环切手术”治疗包皮过长和包茎。手术后对以后的生长发育不会有影响，还会有利于发育。青少年如果有包皮过长或包茎的症状，建议尽早实行包皮环切手术，因人的龟头正常情况下要露出大部分，否则会影响正常发育，还会引起早泄等其他疾病。

十一、男性生殖器官外伤

男性外生殖器官损伤包括尿道、阴茎、阴囊的损伤，分为开放性损伤和闭合性损伤。一般以闭合性损伤多见。

(一)尿道损伤

男性尿道既是排尿管道,也是生殖系的输精管道,其损伤较为常见,占泌尿系统全部损伤的10%~18%。

1. 男性尿道的解剖与生理 男性尿道为一肌肉黏膜管道,长18~20厘米,以尿生殖膈下筋膜为界,分为前、后两段。前尿道长约15厘米,后尿道长约5厘米。

由于男性尿道具有上述这些解剖特点,故较易遭受损伤,并可产生出血、尿外渗、感染、尿道狭窄、尿瘘等多种并发症。

2. 病因病理

(1)病因

①尿道内损伤多数为医源性损伤,主要由各种尿道内金属器械操作引起,应尽量避免。

②尿道外暴力损伤较尿道内损伤常见,可分为开放性损伤和闭合性损伤。

(2)病理:近年来,将损伤后的病理分为3期,即损伤期、炎症期和狭窄期。尿道的损伤程度差异较大,有仅伤及黏膜或尿道壁的挫伤,也有伤及尿道全层的部分裂伤和完全断裂。

3. 表现

(1)前尿道损伤:阴茎肿胀、色紫,形成所谓"袖套样阴茎"。前尿道损伤如发生在球部,阴茎筋膜破裂,外渗尿液则充满于会阴浅袋,并沿会阴浅静脉扩展到腹壁、阴茎、阴囊及会阴，形成所谓“蝴蝶状会阴”。

(2)后尿道发生破裂：由于断端血管破裂出血，形成盆腔腹膜外血肿，同时尿液沿前列腺尖向上外渗到耻骨后间隙，膀胱周围和腹部前内侧，向下浸润可达坐骨直肠窝。

(3)临床表现

①尿道出血。是尿道损伤的重要表现，前尿道损伤，尿道出血较多，即使不排尿，也可见尿道外口滴血。

②疼痛。前尿道损伤局部疼痛，向尿道外口及会阴部放射，排尿时加重。

③排尿困难及尿潴留。尿道损伤因疼痛都有不同程度的排尿困难，但如损伤较轻，仍可排出一定量尿液。

④局部肿胀和瘀斑。受伤组织常有肿胀和瘀斑，尿道球部损伤常出现会阴、阴囊处的明显肿胀和瘀斑。

⑤尿液外渗与尿瘘。尿液外渗多见于尿道全层裂伤。

4. 诊断 根据损伤病史(骑跨伤、踢伤、骨盆骨折等)和临床表现(尿道出血、典型血肿、外渗尿液分布、排尿困难或尿潴留等)，一般诊断并不困难。

对于合并伤，应全面检查，避免漏诊，如枪弹从耻骨上区和会阴部射入，应摄腹部平片、B超和直肠镜检查，了解有无腹腔脏器和直肠损伤；疑有骨盆骨折时，应拍摄骨盆X线片，明确骨折情况。

5. 治疗 休克患者应首先抢救休克，如为复合伤，在抢救休克后，依据不同情况，按轻重缓急的原则进行处理，并早期应用抗生素预防感染。如有广泛出血、尿液外渗、水肿、瘀血、蜂窝织炎，应做多处小切口引流。

（二）阴茎损伤

阴茎主要由一对阴茎海绵体和一个尿道海绵体组成，海绵体外为阴茎筋膜紧密包裹，一旦发生破裂，可引起大出血，出血程度与阴茎筋膜损伤程度有关。阴茎损伤常与尿道、阴囊损伤同时发生，当遇有阴茎损伤时，应注意有无合并尿道损伤。

1. 损伤病因与分类

（1）阴茎挫伤：阴茎勃起时受暴力打击或骑跨伤，阴茎被挤压于外力与耻骨弓之间，引起皮下组织或部分海绵体损伤，皮下组织发生瘀血、水肿、皮下瘀斑、血肿等。

（2）阴茎切割伤：可发生于偶然事故，也可为自伤，多为利器切割，偶为咬伤所致，通常为部分切割或完全切割伤，伤口整齐，但出血量多，可很快导致休克。

（3）阴茎皮肤撕裂伤：也称阴茎皮肤剥脱伤。由于会阴部皮下组织松弛，皮肤移动性大，阴茎较突出等特点，撕裂伤较为常见，常因外力挤压、机器辗压所引起，皮肤、皮下组织被撕脱、剥脱，但海绵体、睾丸常保持完整。

（4）阴茎脱位：阴茎在暴力作用，阴茎脚从耻骨固定处撕脱，移至腹壁、阴囊、腹股沟等处。常合并有尿道损伤。

(5)阴茎绞窄：多见于精神不正常、性乖戾、手淫及恶作剧，常用金属环、橡皮圈等环状物套住阴茎，使阴茎血供和血液回流障碍引起远端肿胀，肤色变紫，甚至坏死。

(6)阴茎折断：多发生于勃起时受暴力所致，也可由于粗暴性交，阴茎被挤压于性伴侣的耻骨和自身之间所造成。患者可听到阴茎组织破裂的折断声，并感局部剧痛，其后阴茎萎软。

2. 治疗

(1)挫伤：轻度阴茎挫伤仅需镇痛，卧床休息，抬高阴茎，早期冷敷，减少渗血，其后热敷，促进血肿吸收。较为严重的挫伤，如较大血肿，出血、瘀血严重或合并感染时，应切开止血，引流，并抗感染治疗。

(2)阴茎切割伤：部分切割未殃及海绵体者按软组织切割伤处理；殃及海绵体可产生严重的出血性休克，应给予积极抗休克治疗，并同时手术。

(3)阴茎撕裂伤：应在 8 小时内彻底清创修补，以防感染、瘢痕形成。

(4)阴茎脱位：应尽早清创、止血、清除血肿，将阴茎复位、固定。

(5)阴茎绞窄：这属于急症，若不能及时解除绞窄后果十分严重，应及时对因处理，防止阴茎坏死。

十二、女孩青春期常见疾病防治

对于青春期女孩子来说，月经是她们的一种特殊的生理现象。因此，这时期一方面应对她们及时进行医学卫生知识的教育，使她们对自身的各种发育变化有正确的认识；另一方面还要及时发现和解决她们在月经期所遇到的各种困惑和问题，并采取行之有效的预防措施。加强对她们青春期的卫生保健教育是十分必要和重要的。

（一）痛　经

凡在行经前后或月经期出现下腹疼痛、坠胀，伴腰酸或其他不适，程度较重影响生活和学习及工作的称痛经。痛经为妇科最常见的症状之一，约50%的妇女有痛经史，其中10%痛经严重。

1. 痛经类型　临床上将痛经分为原发性和继发性两类，前者是指生殖器官无器质性病变的痛经，后者系指由于盆腔器质性疾病如子宫内膜异位症、盆腔炎或宫颈狭窄等引起的痛经。

2. 防治措施

(1)一般治疗：重视精神心理治疗，阐明月经时轻度不适是生理反应。疼痛不能忍受时可对症治疗，适当应用镇痛、镇静、解痉药。

(2)前列腺素(PG)合成酶抑制药:可抑制环氧合成酶系统而减少 PG 的产生。

(3)口服避孕药抑制排卵:适用于要求避孕的痛经妇女,疗效达 90%以上。未婚少女可行雌、孕激素序贯疗法以减轻疼痛的症状。

(二)经前综合征

经前综合征是指妇女经前反复发生的涉及躯体、精神及行为方面改变的症候群,月经来潮后,症状自行消失。发病率为 30%~40%,严重者影响生活质量,占 5%~10%。

防治措施:①精神治疗。首先应给予心理安慰与疏导,使其精神放松,重新适应生活。适当应用镇静药解除忧虑,如在黄体后期口服艾司唑仑(舒乐安定)1 毫克,每日 2 次;或苯巴比妥 0.03 克,每日 3 次。②利尿药。适用于月经前体重明显增加者。③激素治疗。可用孕激素做替代治疗。自周期第 16 日开始,每日口服甲羟孕酮 6 毫克,共 10 日。④溴隐亭治疗。对乳房胀痛伴高催乳激素血症者,在后半周期给予溴隐亭 1.25~2.5 毫克口服,每日 2 次,可使 90%患者的症状消失。⑤维生素 B_6。可调节自主神经系统与下丘脑-垂体-卵巢轴的关系,还可抑制催乳素的合成。

（三）闭　经

闭经是妇科病中的常见症状。通常将闭经分为原发性和继发性两类。近一个世纪来，月经初潮的平均年龄已由15岁提前到13岁，一般在初潮前2年开始出现第二性征。原发性闭经系指年龄超过16岁（有地域性差异），第二性征已发育，或年龄超过14岁，第二性征尚未发育，且无月经来潮者。继发性闭经则指以往曾经建立正常月经周期，但此后因某种病理性原因而月经停止3个月，或按自身原来月经周期计算停经3个周期以上者。

根据其发生原因，闭经又可分为生理性和病理性。青春期前、妊娠期、哺乳期及绝经期后的月经不来潮均属生理现象。

1. 原发性闭经　较为少见，往往由于遗传学原因或先天发育缺陷引起。包括米勒管发育不全综合征、性腺发育不全、对抗性卵巢综合征、雄激素不敏感综合征、低促性腺素性腺功能减退。

2. 继发性闭经　发生率较原发性闭经至少高10倍。其病因复杂，根据调控正常月经周期的4个主要环节，以下丘脑闭经最常见，依次为垂体、卵巢及子宫性闭经，分别占继发性闭经的55%、20%、20%、5%。

闭经原因复杂，必须到正规医疗机构由妇科专家诊治，才能收到预期效果。

（四）功能性子宫出血

功能性子宫出血是青春期女孩子较常见的月经失调性疾病。其特点为月经周期明显不规律，表现为月经经期延长，出血量较多，月经周期缩短，查不出导致月经周期紊乱的病理原因。这主要是由于下丘脑-垂体-卵巢系统功能紊乱引起，而没有器质性病变。功能性子宫出血又分为两型。

1. 无排卵型 多发生在生理不孕期，常见于刚进入青春期的少女，有规律的月经周期还没有建立起来，此时下丘脑和垂体与卵巢间尚未建立稳定的周期性调节和反馈调节机制。虽然卵巢有卵泡发育，但没有排卵，也无黄体形成，雌激素分泌量时有波动，子宫内膜有增生，但缺少孕激素的作用，内膜的脱落不规律、不完全，创面血管末端不收缩，致使流血时间延长，流血量多且不能自止，往往流血时间2～3周或更长，不易自止或表现为不规则阴道流血；时流时止，经血忽多忽少，一般不伴有痛经，应早期诊治。

2. 有排卵型 多发生在生育年龄的妇女，由于环境或精神因素的改变使孕激素分泌不足或子宫内膜脱落不全所导致，需经妇科治疗。

十三、女孩生殖器官先天性异常

（一）处女膜闭锁

处女膜闭锁又称无孔处女膜，临床上较常见，系尿生殖窦上皮未能贯穿前庭部所致。由于处女膜闭锁，少女至青春期初潮时，经血无法排出，最初血积在阴道内，反复多次月经来潮后，逐渐发展至子宫积血、输卵管积血，甚至腹腔内积血。但输卵管伞端多因积血而粘连闭锁，故月经血进入腹腔者较少见。治疗采用处女膜切开术。

（二）阴道发育异常

1. 先天性无阴道　为双侧副中肾管发育不全的结果，故先天性无阴道几乎均合并无子宫或仅有痕迹子宫，但卵巢一般均正常。患者多系青春期后一直无月经来潮，或因婚后性交困难而就诊。

2. 阴道闭锁　为尿生殖窦未参与形成阴道下段所致。闭锁位于阴道下段，长 2～3 厘米，其上部多为正常阴道。治疗应尽早手术，术后定期扩张阴道以防挛缩。

3. 阴道横隔　在发育过程中因某些因素导致两侧副中肾管会合后的尾端与尿生殖窦相接处未贯通或部分贯通所

致。横隔可位于阴道内任何部位，但以上、中段交界处为多见，其厚度约为1厘米。完全性横隔较少见，多数是隔的中央或侧方有一小孔，月经血可自小孔排出。横隔位于上段者不影响性生活，常系偶然或不孕检查时发现。位置较低者少见，多因性生活不满意而就医。一般应将横隔切开并切除其多余部分，最后缝合切缘粗糙面以防粘连形成。术后短期放置模型防止阴道挛缩。

4. 阴道纵隔 为双侧副中肾管会合后，其纵隔未消失或未完全消失所致。有完全纵隔和不完全纵隔两种，完全纵隔形成双阴道，常合并双宫颈、双子宫。有时候纵隔偏向一侧形成斜隔，导致该侧阴道完全闭锁，可出现因经血潴留所形成的阴道侧方包块。绝大多数阴道纵隔无症状，有些是婚后性交困难才被发现，另一些可能晚至分娩时产程进展缓慢才确诊。若斜隔妨碍经血排出或纵隔影响性交时，应将其切除，创面缝合以防粘连。

（三）先天性子宫颈闭锁

临床上罕见。若患者子宫内膜有功能时，青春期后可因宫腔积血而出现周期性腹痛，经血还可经输卵管逆流入腹腔，引起盆腔子宫内膜异位症。治疗可手术穿通宫颈，建立人工子宫阴道通道或行子宫切除术。

（四）子宫发育异常

1. 先天性无子宫 系两侧副肾管中段及尾段未发育和会合所致，常合并无阴道，但卵巢发育正常，第二性征不受影响。直肠-腹部双合诊扪不到子宫。

2. 始基子宫 又称痕迹子宫，系两侧副肾管会合后不久即停止发育所致，常合并无阴道。子宫极小，仅长1～3厘米，无宫腔。

3. 双子宫 两侧副肾管完全未融合，各自发育形成两个子宫和两个宫颈，阴道也完全分开，左右侧子宫各有单一的输卵管和卵巢。患者无任何自觉症状，一般是在人工流产、产前检查甚至分娩时偶然发现。

4. 双角子宫和鞍状子宫 由于子宫发育过程中因宫底部融合不全而呈双角称双角子宫；轻度者仅宫底部稍下陷而呈马鞍状称鞍状子宫。双角子宫一般无症状，但妊娠时易发生胎位异常，以臀先露多发。若双角子宫出现反复流产时，应行子宫整形术。

5. 单角子宫 仅一侧副中肾管发育而成为单角子宫。另一侧副中肾管完全未发育或形成管道。未发育侧的卵巢、输卵管、肾亦往往同时缺如。妊娠可发生在单角子宫，但流产、早产较多见。

6. 中隔子宫 两侧副中肾管融合不全，可在宫腔内形成中隔，从宫底至宫颈口将宫腔完全隔为两部分者为完全中隔；仅部分隔开者为不完全中隔。中隔子宫易发生流产、早产和胎位异常；若胎盘粘连在隔上，可出现产后胎盘滞留。中隔子宫外形正常，可经子宫输卵管碘油造影或子宫镜检查确诊。

7. 残角子宫 一侧副中肾管发育正常，另一侧副中肾管发育不全形成残角子宫，可伴有该侧泌尿道发育畸形。检查时可能将残角子宫误诊为卵巢肿瘤。若残角子宫内膜无功能，一般无症状；若内膜有功能且与正常宫腔不通时，往往因宫腔积血而出现痛经，甚至并发子宫内膜异位症。若妊娠发生在残角子宫内，人工流产时无法刮到，至妊娠16～20周时往往破裂而出现典型的输卵管妊娠破裂症状，出血量更多，若不及时手术切除破裂的残角子宫，患者可因大量内出血而死亡。

8. 其他 子宫不发育或发育不全。

（五）输卵管发育异常

1. 单侧缺失 为该侧副中肾管未发育所致。

2. 双侧缺失 常见于无子宫或痕迹子宫患者。

3. 单侧（偶见双侧）副输卵管 为输卵管分支，具有伞部，内腔与输卵管相通或不通。

4. 输卵管发育不全、闭塞或中段缺失 类似结扎术后的输卵管。

输卵管发育异常可能是不孕的原因，亦可能导致输卵管妊娠，因临床罕见，几乎均为手术时偶然发现。

（六）卵巢发育异常

1. 单侧卵巢缺失 见于单角子宫。

2. 双侧卵巢缺失 极少，一般为卵巢发育不全，卵巢外观细长而薄，色白质硬，甚至仅为条状痕迹，见于 45，XO 特纳综合征患者。

3. 多余卵巢 罕见，一般多余卵巢远离卵巢部位，可位于腹膜后。

4. 其他 偶尔卵巢可分裂为几个部分。